图说常见疾病自我诊查与疗养系列丛书

U0212123

消化系统健康

自查·自防·自养

主 编 梁 品

编 者（按姓氏笔画排序）：

王正伟　田 民　白雅君　闫玉杰

李 坤　宋保魁　林 波　赵玉国

中国协和医科大学出版社

图书在版编目（CIP）数据

消化系统健康：自查·自防·自养／梁品主编. —北京：中国协和医科大学出版社，2015.5

（图说常见疾病自我诊查与疗养系列丛书）

ISBN 978-7-5679-0100-1

Ⅰ. ①消… Ⅱ. ①梁… Ⅲ. ①消化系统疾病-防治 Ⅳ. ①R57

中国版本图书馆 CIP 数据核字（2014）第 111587 号

图说常见疾病自我诊查与疗养系列丛书
消化系统健康：自查·自防·自养

主　　编：梁　品
责任编辑：吴桂梅

出版发行：中国协和医科大学出版社
　　　　　（北京东单三条九号　邮编 100730　电话 65260378）
网　　址：www. pumcp. com
经　　销：新华书店总店北京发行所
印　　刷：北京佳艺恒彩印刷有限公司

开　　本：787×1092　　1/16 开
印　　张：13
字　　数：80 千字
版　　次：2015 年 6 月第 1 版　　2015 年 6 月第 1 次印刷
印　　数：1—4000
定　　价：25.00 元

ISBN 978-7-5679-0100-1

前　言

　　消化系统的基本功能是消化和吸收食物，供给机体所需的物质和能量。食物中的营养物质除维生素、水和无机盐可以被直接吸收利用外，蛋白质、脂肪和糖类等物质均不能被机体直接吸收利用，需在消化道内被分解为结构简单的小分子物质，才能被吸收利用。因此，消化系统对于人体健康至关重要。随着生活节奏的加快，生活压力的增大，如今越来越多的人患上消化系统疾病。消化系统疾病的临床表现除消化系统本身症状及体征外，也常伴有其他系统或全身性症状，有的消化系统症状还不如其他系统的症状突出。因此，多了解一些消化系统健康的知识对于我们及早发现疾病、治疗疾病都有重要的作用。

　　我们对于疾病的认识往往停留在得了病该如何治疗上，其实很多时候，我们应该主动出击来预防疾病，不给它侵害我们身体的机会。这就需要"知己知彼"才能"百战不殆"。所以，对于消化系统疾病来说，应该先了解消化系统器官的特点，疾病的成因，这样才能清晰地认识疾病的症状，进而对疾病进行预防。您也许会问，如果已经患上某种疾病该怎么办？毋庸置疑，遵医嘱进行治疗是必不可少的，但我们自己在日常生活中对于疾病也不应该束手无策。我们可以从饮食和日常生活中的细节上最大程度地减轻疾病的伤害，呵护自己的身体。

　　由于编者水平有限，不足之处在所难免，望各位读者及同仁批评指正。

编　者
2015 年 3 月

目 录

引　子

　　消化系统由消化道和消化腺两大部分组成。消化道包括口腔、咽、食管、胃、小肠（十二指肠、空肠、回肠）和大肠（盲肠、结肠、直肠、肛管）等部分。临床上常把口腔到十二指肠的这一段称上消化道，空肠以下的部分称下消化道。消化腺有小消化腺和大消化腺两种。小消化腺散在于消化管各部的管壁内，大消化腺有三对唾液腺（腮腺、下颌下腺、舌下腺）、肝和胰。

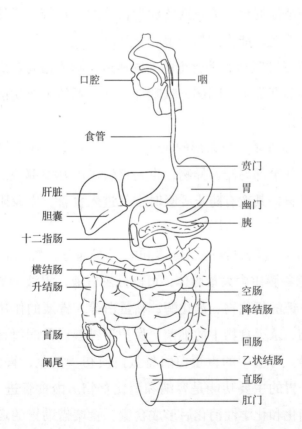

★ 消化系统的构造

消化系统由消化道和消化腺两部分组成。

消化道是一条起自口腔延续咽、食管、胃、小肠、大肠到肛门的很长的肌性管道，其中经过的器官包括口腔、咽、食管、胃、小肠（十二指肠、空肠、回肠）及大肠（盲肠、结肠、直肠）等部。

▲ 上消化道由口腔、咽、食管、胃、十二指肠组成。

（1）口腔　由口唇、颊、腭、牙、舌、咽峡和大唾液腺（包括腮腺、下颌下腺和舌下腺）组成。口腔受到食物的刺激后，口腔内腺体即分泌唾液，嚼碎后的食物与唾液混合，借唾液的润滑作用通过食管，唾液中的淀粉酶能部分分解碳水化合物，能将淀粉分解成麦芽糖。

（2）咽　咽是呼吸道和消化道的共同通道，咽依据与鼻腔、口腔和喉等的通路，可分为鼻咽部、口咽部、喉咽部三部。咽的主要功能是完成吞咽这一复杂的反射动作。

（3）食管　食管是一长条形的肌性管道，全长 25~30 厘米。食管有三个狭窄部，这三个狭窄部易滞留异物，也是食管癌的好发部位。食管的主要功能是运送食物入胃，其次有防止呼吸时空气进入食管，以及阻止胃内容物逆流入食管的作用。

（4）胃　分胃贲门、胃底、胃体和幽门四部分，胃的总容量为 1000~3000 毫升。胃壁黏膜中含大量腺体，可以分泌胃液，胃液呈酸性，其主要成分有盐酸、钠、钾的氯化物、消化酶、黏蛋白等，胃液的作用很多，其主要作用是消化食物、杀灭食物中的细菌、保护胃黏膜以及润滑食物，使食物在胃内易于通过等。胃液中的胃蛋白酶将蛋白质初步消化，胃能吸收部分水、无机盐和酒精。胃的主要功能是容纳和消化食物。由食管进入胃内的食团，经胃内机械性消化和化学性消化后形成食糜，食糜借助胃的运动逐次被排入十二指肠。

（5）十二指肠　十二指肠为小肠的起始段，长度相当于本人十二个手指的指腹（25~30厘米），因此而得名。十二指肠呈C形弯曲，包绕胰头，可分为上部、降部、下部和升部四部分。其主要功能是分泌黏液、刺激胰消化酶和胆汁的分泌，为蛋白质的重要消化场所等。胰液和肠液中的酶将蛋白质分解为氨基酸，将淀粉分解为葡萄糖，将脂肪分解为脂肪酸和甘油。

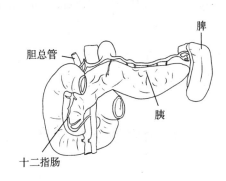

▲下消化道由空肠、回肠和大肠组成。

（1）空肠、回肠　空肠起自十二指肠空肠曲，下连回肠，回肠连接盲肠。空肠、回肠无明显界限，空肠的长度占全长的2/5，回肠占3/5，两者均属小肠。空肠、回肠的主要功能是消化和吸收食物。

（2）大肠　大肠为消化道的下段，包括盲肠、阑尾、结肠（主要功能是吸收水分和电解质，形成、储存和排泄粪便）和直肠（主要功能是支撑及容纳粪便）四部分。成人大肠全长1.5米，起自回肠，全程形似方框，围绕在空肠、回肠的周围。大肠的主要功能是进一步吸收水分和电解质，形成、贮存和排泄粪便，吸收少量水、无机盐和部分维生素。

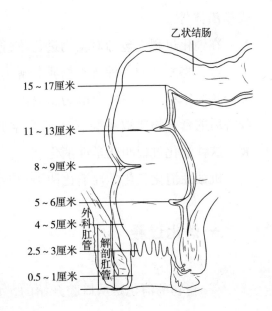

人体共有5个消化腺，分别为：唾液腺（分泌唾液、唾液淀粉酶将淀粉初步分解成麦芽糖）、胃腺（分泌胃液、将蛋白质初步分解成多肽）、肝脏（分泌胆汁、储存在胆囊

中，将大分子的脂肪初步分解成小分子的脂肪，称为物理消化，也称作"乳化"）、胰腺（分泌胰液、胰液是对糖类、脂肪、蛋白质都有消化作用的消化液）、肠腺（分泌肠液、将麦芽糖分解成葡萄糖，将多肽分解成氨基酸，将小分子的脂肪分解成甘油和脂肪酸，也是对糖类、脂肪、蛋白质有消化作用的消化液）。

★ 消化系统的功能

消化系统的基本生理功能是摄取、转运、消化食物和吸收营养、排泄废物，这些生理的完成有赖于整个胃肠道协调的生理活动。食物的消化和吸收，供给机体所需的物质和能量，食物中的营养物质除维生素、水和无机盐可以被直接吸收利用外，蛋白质、脂肪和糖类等物质均不能被机体直接吸收利用，需在消化道内被分解为结构简单的小分子物质，才能被吸收利用。食物在消化道内被分解成结构简单、可被吸收的小分子物质的过程就称为消化。这种小分子物质透过消化道黏膜上皮细胞进入血液和淋巴液的过程就是吸收。对于未被吸收的残渣部分，消化道则通过大肠以粪便形式排出体外。

在消化过程中包括对食物进行物理及化学消化。由消化腺所分泌的各种消化液，将复杂的各种营养物质分解为肠壁可以吸收的简单的化合物，如糖类分解为单糖，蛋白质分解为氨基酸，脂类分解为甘油及脂肪酸。然后这些分解后的营养物质被小肠（主要是空肠）吸收进入体内，进入血液和淋巴液，这种消化过程叫化学性消化。

机械性消化和化学性消化两种功能同时进行，共同完成消化过程。

★ 消化过程

食物的消化是从口腔开始的，食物在口腔内以机械性消化（食物被磨碎）为主，因为食物在口腔内停留时间很短，故口腔内的消化作用不大。

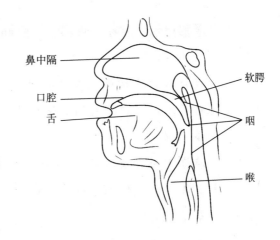

食物从食管进入胃后，即受到胃壁肌肉的机械性消化和胃液的化学性消化作用，此时，食物中的蛋白质被胃液中的胃蛋白酶（在胃酸参与下）初步分解，胃内容物变成粥样的食糜状态，小量地多次通过幽门向十二指肠推送。食糜由胃进入十二指肠后，开始了小肠内的消化。

小肠是消化、吸收的主要场所。食物在小肠内受到胰液、胆汁和小肠液的化学性消化以及小肠的机械性消化，各种营养成分逐渐被分解为简单的可吸收的小分子物质在小肠内吸收。因此，食物通过小肠后，消化过程已基本完成，只留下难于消化的食物残渣从小肠进入大肠。

大肠内无消化作用，仅具一定的吸收功能，吸收少量水、无机盐和部分维生素。

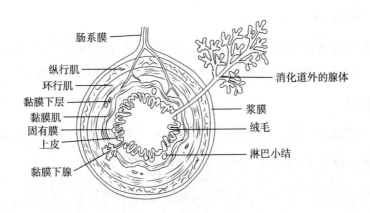

温馨提示：淀粉、蛋白质、脂肪是怎样被消化吸收的呢？

◆ 淀粉

在口腔内由唾液初步消化为麦芽糖，在小肠中由肠液及胰液消化为葡萄糖，全部被毛细血管吸收。

◆ 蛋白质

在胃中由胃液初步消化为蛋白胨，在小肠中由肠液及胰液消化为氨基酸，全部被毛细血管吸收。

◆ 脂肪

在小肠中由肠液及胰液消化（胆汁促进消化）为甘油和脂肪酸，小部分被毛细血管吸收，大部分由毛细淋巴管吸收。

★ 消化系统疾病的常见症状

消化系统疾病多表现为消化系统本身的症状或体征，但这些表现特异性不强，其他系统的疾病也会产生类似表现，而消化系统疾病也可以出现其他系统或全身性的临床表现，因此，理解症状发生的机制和临床意义有助于对疾病的认识和诊断。消化系统疾病主要有下列症状。

吞咽困难

是指食物或水在咽下时感到费力，可能是由于器质性梗阻或是功能性紊乱造成的。多见于神经系统病变以及咽、食管或食管周围疾病等。

烧心

烧心（又称胃灼热）多是因为有炎症的食管黏膜受到酸性或碱性物质的刺激而引起，多见于消化性溃疡、反流性食管炎等疾病。

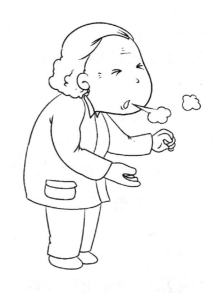

嗳气

是指胃中气体上逆，多见于反流性食管炎、慢性胃炎、消化性溃疡和功能性消化不良，多伴有嗳气症状，且有酸腐臭味，嗳声闷浊或恶心。

食欲不振

即常说的不思饮食，是临床上很常见的一种消化道疾病的症状。常见于急慢性胃炎、消化道肿瘤、肝炎及消化不良等。

恶心、呕吐

恶心呕吐常常同时出现，但有时两者也可单独发生。引起的原因非常广泛，多是反射性或流出道受阻引起的，最常见于胃癌、胃炎、贲门和（或）幽门痉挛与梗阻，此外，发生恶心呕吐的原因还有肝、胆道、胰腺、腹膜的急性炎症等，而管腔炎症患者如果合并梗阻则几乎全部发生呕吐。

反酸

是指酸度较高的胃内容物经食管反流至口、咽，常见于胃或食管的炎症、溃疡、肿瘤等。若经常反酸，胃液可能破坏食管黏膜，造成反流性食管炎。

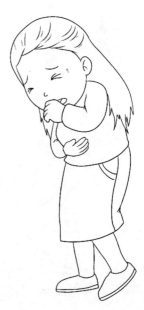

黑便和（或）呕血

呕血前常有上腹不适和恶心，随后呕吐血性内容物。其颜色视出血量的多少、在胃内停留时间的长短以及出血的部位而不同；①当出血量多、在胃内停留时间短、出血位于食管则血色鲜红或混有凝血块，或为暗红色；②当出血量较少或在胃内停留时间长，则因血红蛋白与胃酸作用形成酸化正铁血红蛋白，呕吐物可呈咖啡渣样，为棕褐色；③呕吐的同时因部分血液经肠道排出体外，可形成黑便。

腹胀

可能由多种原因导致，如胃肠梗阻、便秘、腹水、积食等，发生腹胀后应进行必要的检查以确定病因。

腹痛

多是因为肌肉痉挛、胃肠膨胀、供血不足等因素而刺激腹膜，或压迫腹部神经所致，表现为不同性质的腹部疼痛和不适感。按照发病时间的长短，可分为急性腹痛和慢性腹痛。急性腹痛常见于急性的脏器炎症，如急性胃肠炎、急性阑尾炎、胆石症等；慢性腹痛多见于消化性溃疡等腹腔脏器慢性炎症。

腹泻

腹泻常常伴随肛周不适、大便急迫感或腹痛等症状，多是由肠分泌增多、吸收障碍或肠蠕动加速所致。常见的原因有炎症、溃疡等病变破坏肠黏膜；肠道吸收功能不良导致水溶性物质吸收障碍；胃肠道水和电解质分泌过多。

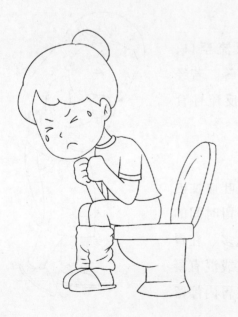

便秘

便秘不是一种具体的疾病，而是指粪便干结、排便费力、排便次数减少、粪便量减少等一系列的症状。便秘多与生活习惯有关，也可提示肠腔有狭窄或梗阻存在，例如肠梗阻或左半结肠癌，肠蠕动发生障碍也可导致无法正常排便。

♥ 黄疸

是指血中胆红素代谢障碍导致的胆红素增高，从而发生的皮肤、黏膜和巩膜黄染，按照病因可分为肝细胞性、溶血性和阻塞性黄疸。

★ 消化系统的日常保健

♥ 注意饮食卫生

细菌性痢疾、伤寒、副伤寒、感染性腹泻等胃肠系统疾病常常是由细菌、病毒、寄生虫引起的，慢性胃肠病患者应特别注意饮食卫生，尽量少食生冷、油腻、不洁食物，防止病从口入。

♥ 尽量不吃熏肉及腌菜

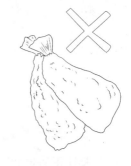

人们在冬季常常食用一些盐腌蔬菜、熏肉，但因为腌制蔬菜含有一定量的亚硝基化合物，会增加人们患癌的概率，如日本、中国、韩国胃癌发病率明显高于其他国家。养成良好的饮食习惯是预防胃癌的主要措施，水煮、日照、热水洗涤等方法均可消除致癌物；腌制前加入适量维生素 C，也可明显降低亚硝基化合物的含量。需要特别注意的是，腌菜用的陈汤不可反复使用。

♥ 忌烟、酒

尼古丁可作用于迷走神经，刺激胃黏膜血管引起收缩，损害胃黏膜；饮酒可直接损伤胃黏膜，引起胃液分泌减少，造成胃出血、穿孔。有研究表明：吸烟使胃癌发病率增加了 1 倍，且吸烟年限越长、吸烟量越大，其危险性越高。饮酒可增加胃癌的危险性，饮白酒的副作用最明显。烟酒只能使疾病进展得更快，有百害而无一利。

♥ 乐观生活、不生闷气

人们在受到不良情绪影响，如感到紧张或悲伤，体内的免疫系统会受到抵制，淋巴系统的活性下降，从而对癌细胞的控制减弱，导致肿瘤的发生与恶化。据国内部分研究报道，胃癌患者多沉默寡言、不愿倾诉，性格较为内向。

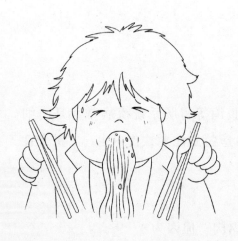

吃饭细嚼慢咽，不宜过饱

吃饭时狼吞虎咽，不充分地咀嚼食物，容易造成消化液分泌不足，从而很难充分消化食物，久而久之，超出胃的消化能力，给胃肠造成严重的负担，引发胃病。

专心进食

边玩边吃，容易使血液大量地流向脑部，从而使胃肠部位的血流量减少，影响消化吸收，导致消化不良等胃肠疾病。

饭前不吃零食

未到正餐时间食用大量零食，不仅会影响到正餐的进食，造成营养不均衡，也会打乱肠胃的消化规律，使胃得不到合理的休息，久之引发胃肠疾病。

避免吃冷食

冷食对胃部的伤害很大，冷食会迅速降低胃部的温度，影响消化液的分泌，阻碍食物的正常消化吸收，造成消化不良；还可能降低胃的抵抗力，引发胃病；一般冷食中，致病性的微生物含量较多，可引发胃部感染。

少食辛辣

辛辣食物可以刺激胃黏膜，经常进食刺激性的食物会使胃黏膜长期保持充血，引发胃炎。

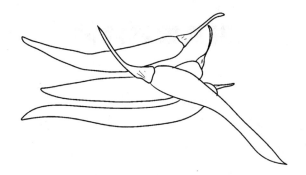

🍵 不蹲着进食

我国某些地区保留着蹲姿进餐的习惯，这种方式会压迫腹部及消化道的血管，阻碍血液循环，造成消化不良。

🍵 不可饥不择食

人们处于饥饿状态时，往往食欲特别强烈，对食物的选择性会降低。但很多食物并不适合空腹食用，如香蕉、冷饮、柿子、山楂等，可能对胃部产生不良的影响。

胃食管反流病

胃食管反流病是消化道疾病的一种。由于胃液酸性物质的刺激，可导致食管炎、上呼吸道炎等疾病。当胃液吸入呼吸道可引起哮喘发作，胃食管反流病的发生率为45%～60%；哮喘病人出现恶心、反酸、上腹部烧灼痛表现。动物实验结果表明，即使吸入少量胃液也可刺激呼吸道受体而诱发哮喘。在哮喘病人中，胃食管反流症状的发生率为45%～60%；胃灼热症状约77%，反酸感觉者约55%。任何可致食管下段括约肌张力降低的因素均可加重反流。但约23%的病人无症状，亦称"沉默反流"。

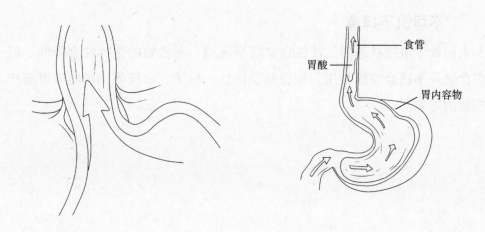

胃食管反流病是由多种因素造成的消化道动力障碍性疾病，出现酸或其他有害物质如单酸、胰酶等食管反流。正常情况下食管有防御胃酸及十二指肠内容物侵袭的功能，包括抗反流屏障、食管廓清功能及食管黏膜组织的抵抗力。

胃食管反流病的发病是抗反流防御机制下降和反流物对食管黏膜攻击作用的结果。

自查

★ 病因

抗反流屏障功能低下

▲ 食管下括约肌（LES）压力低下

食管下括约肌压力降低是引起胃食管反流病的主要原因。在生理情况下，当有吞咽动作时食管下括约肌反射性松弛，压力下降，通过正常的食管蠕动推动食物进入胃内，然后又恢复到正常水平，并出现一个反应性的压力增高以防止食物反流；当胃内压和腹内压升高时，食管下括约肌会发生反应性主动收缩使其压力超过增高的胃内压，起到抗反流作用。如因某种因素使这种正常的功能发生紊乱即可引起胃内容物反流入食管。

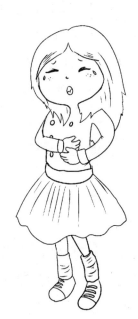

▲ 食管下括约肌周围组织作用减弱

如缺少腹腔段食管，致使腹内压增高时不能传导腹内压至食管下括约肌，使之收缩达到抗反流的作用；小婴儿食管角较大；横膈肌脚钳夹作用减弱；膈食管韧带和食管下端黏膜解剖结构发生器质性或功能性病变时，均可破坏其正常的抗反流功能。

食管廓清能力降低

正常情况下，食管廓清能力是依靠食管的推动性蠕动、唾液的中和作用、食团的重力和食管黏膜下分泌的碳酸氢盐等多种因素发挥其对反流物的清除作用以缩短反流物和食管黏膜的接触时间；当食管蠕动振幅减弱或消失、或出现病理性蠕动时，食管通过蠕动清除反流物的能力即下降，同时也延长了反流的有害物质在食管内的停留时间，增加了对黏膜的损伤。

🌀 食管黏膜的屏障功能破坏

屏障作用是由黏液层、细胞内的缓冲液、细胞代谢及血液供应构成。反流物中的某些物质（主要是胃酸、胃蛋白酶，其次为十二指肠反流入胃的胆盐和胰酶）使食管黏膜的屏障功能受损，黏膜抵抗力减弱，引起食管黏膜炎症。

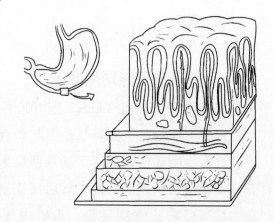

🌀 胃、十二指肠功能失常

▲ 胃排空功能低下使胃内容物和压力增加，当胃内压增高超过食管下括约肌压力时可诱发食管下括约肌开放；胃容量增加又导致胃扩张，致使贲门食管段缩短，使抗反流屏障功能降低。

▲ 十二指肠病变时，贲门括约肌关闭不全导致十二指肠胃反流。

★ 分类

胃食管反流病根据内镜检查食管是否有明显破坏可分两种类型。

🌀 食管黏膜无明显病变者称非糜烂性反流病（NERD），即所谓的"病症性反流"。

🌀 有明显糜烂、溃疡等炎症病变者，则称反流性食管炎（RE），即所谓的"病理性反流"。临床上通称的胃食管反流病多指 NERD。

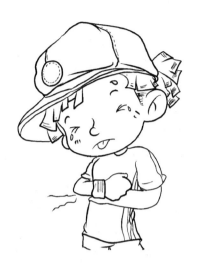

★ 临床表现

胃食管反流病的临床表现多样，轻重不一，有些症状较典型，如烧心和反酸，有些症状则不易被认识，从而忽略了对本病的诊治。不少病人呈慢性复发的病程。

烧心和反酸

烧心和反酸是胃食管反流病最常见的症状。烧心是指胸骨后或剑突下烧灼感，常由胸骨下段向上延伸。常在餐后 1 小时出现，卧位、弯腰或腹压增高时可加重。胃内容物在无恶心和不用力的情况下涌入口腔统称为反胃。本病反流物多呈酸性，此时称为反酸，反酸常伴有烧心。

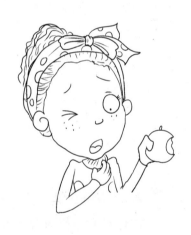

吞咽困难和吞咽疼痛

部分病人有吞咽困难，可能是由于食管痉挛或功能紊乱，症状呈间歇性，进食固体或液体食物均可发生。少部分进食吞咽困难是由食管狭窄引起，此时吞咽困难可呈持续性进行性加重。有严重食管炎或并发食管溃疡，可伴吞咽疼痛。

胸骨后疼痛

疼痛发生于胸骨后或剑突下。严重时可为剧烈刺痛，可放射到后背、胸部、肩部、颈部、耳，此时酷似心绞痛。多数病人由烧心发展而来，但亦有部分病人可不伴有有关胃食管反流病的烧心和反酸的典型症状，给诊断带来困难。

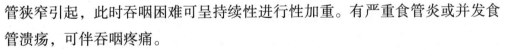

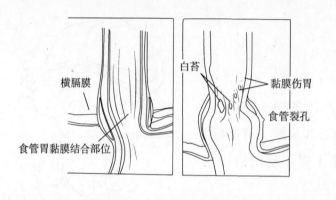

横膈膜

食管胃黏膜结合部位

白苔

黏膜伤胃

食管裂孔

其他

一些病人诉咽部不适，有异物感、棉团感或阻塞感，但无真正吞咽困难，称为癔球症，可能与酸反流引起食管上段括约肌压力升高有关。反流物刺激咽喉部可引起咽喉炎、声嘶，反流物吸入气管和肺可反复发生肺炎，甚至出现肺间质纤维化；有些非季节性哮喘也可能与反流有关。上述情况，如伴随的反流症状不明显或被忽略，则会因治疗不当而经久不愈。

▲ 消化道出血

有反流性食管炎者，因食管黏膜炎症、糜烂及溃疡所致，可有呕血和（或）黑便。

▲ 食管狭窄

食管炎反复发作使纤维组织增生，最终导致瘢痕狭窄，是严重食管炎表现。

▲ 巴雷特食管（Barrett 食管）

在食管黏膜修复过程中，鳞状上皮被柱状上皮取代称之为 Barrett 食管。Barrett 食管可发生消化性溃疡，又称 Barrett 溃疡。Barrett 食管是食管腺癌的主要癌前病变，其腺癌的发生率较正常人高 30~50 倍。

★ 诊断方法

内镜检查

内镜检查是诊断反流性食管炎最准确的方法，并能判断反流性食管炎的严重程度和有无并发症，结合活检可与其他原因引起的食管炎和其他食管病变（如食管癌等）做鉴别。内镜见到反流性食管炎可以确立胃食管反流病的诊断方法，但无反流性食管炎不能排除胃食管反流病。根据内镜下所见食管黏膜的损害程度进行反流性食管炎的分级，有利于病情判断及指导治疗。所提出的分级标准很多，沿用已久的 Savery-Miller 分级法将反流性食管炎分为4级：Ⅰ级为单个或几个非融合性病变，表现为红斑或浅表糜烂；Ⅱ级为融合性病变，但未弥漫或环周；Ⅲ级病变弥漫环周，有糜烂但无狭窄；Ⅳ级呈慢性病变，表现为溃疡、狭窄、食管收缩及 Barrett 食管。

24 小时食管 pH 值监测

应用便携式 pH 值记录仪在生理状况下对病人进行 24 小时食管 pH 值连续监测，可提供食管是否存在过度胃酸反流的客观证据，目前已被公认为诊断胃食管反流病的重要诊断方法，尤其是在病人症状不典型、无反流性食管炎及虽症状典型但治疗无效时更具重要诊断价值。

一般认为正常食管内 pH 为 5.5~7.0，当 pH<4 时被认为是酸反流指标，24 小时食管内 pH 监测的各项参数均以此作为基础。常用以下 6 个参数作为判断指标：①24 小时内 pH<4 的总百分时间；②直立位 pH<4 的百分时间；③仰卧位 pH<4 的百分时间；④反流次数；⑤长于 5 分钟的反流次数；⑥持续最长的反流时间。6 个病理反流诊断参数中，以 pH<4 的总百分时间阳性率最高，亦可综合各参数按 Demeester 评分法算出总评分。将上述参数与正常值比较，可评价食管是否存在过度酸反流。

食管 X 线钡餐

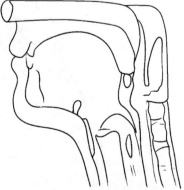

该检查对诊断反流性食管炎敏感性不高，对不愿接受或不能耐受内镜检查者进行检查，其目的主要是排除食管癌等其他食管疾病。严重反流性食管炎可客观发现阳性 X 线征。

😊 食管滴酸试验

在滴酸过程中，出现胸骨后疼痛或烧心的病人为阳性，且多于滴酸的最初 15 分钟内出现，表明有活动性食管炎存在。

😊 食管测压

可测定食管下括约肌的长度和部位、食管下括约肌压、食管下括约肌松弛压、食管体部压力及食管上括约肌压力等。食管下括约肌静息压为 10~30 毫米汞柱，如果食管下括约肌压<6 毫米汞柱易导致反流。胃食管反流病内科治疗效果不好时可作为辅助性诊断方法。

自防

★ 预防方法

😊 过度肥胖者会增大腹压而促进反流，所以应避免摄入促进反流的高脂肪食物，减轻体重。

😊 少吃多餐，睡前 4 小时内不宜进食，以使夜间胃内容物和胃压减到最低程度。必要时将床头抬高 10~20 厘米，这对夜间平卧时的反流甚为重

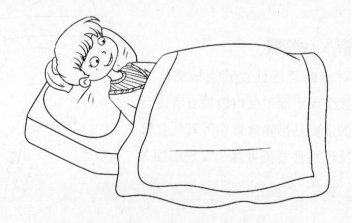

要，利用重力来清除食管内的有害物质。

🍸 避免在生活中长久增加腹压的各种动作和姿势，包括穿紧身衣及束紧腰带，有助于防止反流。

🍸 戒烟、戒酒，少吃巧克力和少喝咖啡等。

自养

★ 治疗方法

胃食管反流病的治疗目的是控制症状、治愈食管炎、减少复发和防止并发症。

🍸 一般治疗

为了减少卧位及夜间反流可将床头端的床脚抬高10~20厘米，以病人感觉舒适为度。餐后易致反流，故睡前不宜进食，白天进餐后亦不宜立即卧床。注意减少影响腹压增高的因素，如肥胖、便秘、紧束腰带等。应避免进食使食管下括约肌压力降低的食物如脂肪、巧克力、咖啡、浓茶等。应戒烟及禁酒。避免应用降低食管下括约肌压力的药物及影响胃排空延迟的药物。如一些老年病人因食管下括约肌功能减退易出现胃食管反流，如同时合并有心血管疾患而服用硝酸甘油制剂或钙通道阻滞剂可加重反流症状，应适当避免。一些支气管哮喘病人如合并胃食管反流可加重或诱发哮喘症状，尽量避免应用茶碱及 β_2 受体激动剂，并加用抗反流治疗。

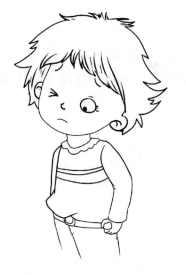

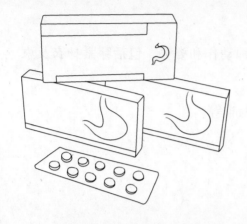

药物治疗

▲ H₂ 受体拮抗剂（H₂RA）

如西咪替丁、雷尼替丁、法莫替丁等。H₂ 受体拮抗剂能使 24 小时胃酸减少分泌 50%～70%，但不能有效抑制进食刺激的胃酸分泌，因此适用于轻、中度症状的。可按治疗消化性溃疡常规用量，但宜分次服用，增加剂量可提高疗效，但会增加不良反应，疗程为 8～12 周。

▲ 促胃肠动力药

这类药物的作用是增加食管下括约肌压力、改善食管蠕动功能、促进胃排空，从而达到减少胃内容物食管反流及减少其在食管的暴露时间。尽管这类药物种类很多，但根据大量临床研究结果，推荐作为本病治疗的药物目前主要是西沙必利。西沙必利的疗效与 H₂ 受体拮抗剂相仿，同样适用于轻、中症状病人。疗程为 8～12 周。

▲ 质子泵抑制剂（PPI）

包括奥美拉唑、潘妥拉唑等。这类药物抑酸作用强，因此对本病的疗效优于 H₂ 受体拮抗剂或西沙必利，特别适用于症状重、有严重食管炎的病人。

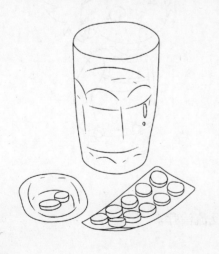

一般按治疗消化性溃疡的常规用量，疗程为 8～12 周。

▲ 抗酸药

仅用于症状轻、间歇发作的病人作为临时缓解症状用。

胃食管反流病具有慢性复发倾向，据西方一些国家报道，停药后半年复发率高达 70%～80%。为减少症状复发、防止食管炎反复复发引起的并发症，有必要考虑给予维持治疗，停药后很快复发而症状持续者，往往需要长程维持治疗，有食管炎并发症如食管溃疡、食管狭窄、Barrett 食管者，肯定需要长程维持治疗。H_2 受体拮抗剂、西沙必利、质子泵抑制剂均可用于维持治疗，其中以质子泵抑制剂效果最好。维持治疗的剂量因个别病人而异，以调整至病人无症状之最低剂量为最适剂量。

抗反流手术治疗

抗反流手术是不同术式的胃底折叠术，目的是阻止胃内容物反流入食管。抗反流术指征为：①严格内科治疗无效；②虽经内科治疗有效但病人不能忍受长期服药；③经扩张治疗后仍反复发作的食管狭窄，特别是年轻人；④确证由反流引起的严重呼吸道疾病。

并发症的治疗

▲ 食管狭窄

除极少数严重纤维狭窄需行手术切除外，绝大部分狭窄可行内镜下食管扩张术治疗。扩张术后予长程质子泵抑制剂维持治疗可防止狭窄复发，对年轻病人亦可考虑反流手术。

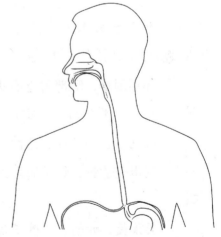

▲ Barrett 食管

Barrett 食管常发生在严重食管炎基础上，故积极药物治疗基础病是预防 Barrett 食管发生和发展的重要措施，此时必须使用质子泵抑制剂治疗及长程维持治疗，有指征者可以考虑抗反流手术。Barrett 食管发生食管腺癌的危险性大大增高，尽管有各种清除 Barrett 食管分子的报道，但均未获肯定，因此加强随访是目前预防 Barrett 食管癌变的唯一方法。重点是早期识别不典型增生，发现

重度不典型增生或早期食管癌应及时手术
切除。

★ 食疗

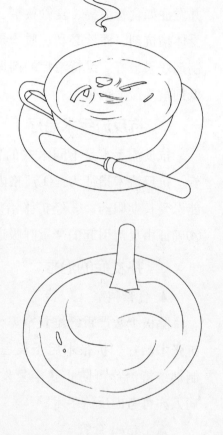

三草汤

三叶鬼针草 60 克，蒲公英 30 克，败酱
草 15 克，川楝子 10 克，元胡 10 克，白芍
20 克，甘草 3 克。水煎服，日 1 剂。适用
于食管炎、胃炎。

白药藕粉糊

云南白药 1 克，纯藕粉 2 匙。先取藕粉
加温水少许，和匀后再加冷开水调匀，在小
火上加热成糊状，再加入白药、白糖适量拌
匀，卧床吞咽，取仰、俯、右、左侧位，各
含一口，使药充分作用于患处，1 小时内勿
饮水。适用于食管炎、贲门炎。

吞咽困难，咽部附近有火热感，可用好醋煎半夏 9 克。煎 30 分钟，
留醋取出半夏，趁热打入鸡蛋，搅匀服下。每日 1 次，晚间睡前服。

石见穿、半枝莲、急性子各 15 克。水煎服，用于吞咽困难者。

鸡蛋壳适量，焙干研末，每次 3 克，每日 2~3 次，开水送服，可治
吞酸。

吴茱萸、元胡、川楝子各 9 克。水煎服，用于胃寒呕吐者。

白蔻仁、苏叶、代赭石各 9 克。水煎服，用于胃寒呕吐者。

生梨、西瓜，任选一种适量吃，可和胃止呕。

厚朴花、玫瑰花各 6 克。开水冲泡频饮，可用于痞满胸痛者。

🥄 硼砂 60 克，沉香 10 克，火硝 30 克，礞石 5 克，硇砂 6 克，冰片 10 克，共为细末，每次含化 1 克，缓慢吞咽，有通管止痛作用。

🥄 竹沥 30 克，开水冲泡，每日 2 次，用于痰多胸闷者。

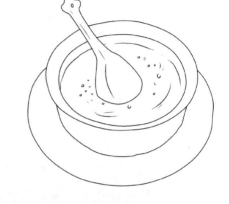

🥄 人参海水散

红参、海藻各 60 克，水蛭 90 克。共为细末，分作 70 包，每次 1 包，每日 2 次开水冲服。适用于吞咽困难、恶心、呕吐等症。

🥄 绿豆、粳米适量，熬成稀粥食用，有清热降反的作用。

🥄 保和丸或香砂六君子丸（成药），每次 6~9 克，每日 3 次，用于脾胃虚寒呕吐。

🥄 代赭石 15 克，灶心土 30 克。水煎 2 次，取上清液分服，有止呕和胃的作用。

🥄 苏叶 9 克，莱菔子 9 克。水煎服，用于痰湿中阻之胸脘痞闷。

★ 防复发

🥄 饮食以稠厚为主，少量多餐，婴儿增加喂奶次数，缩短喂奶间隔时间，人工喂养儿可在牛奶中加入干麦片或谷类加工食品。

🥄 尽量少吃高脂肪餐、巧克力、咖啡、糖果、红薯、土豆、芋头。

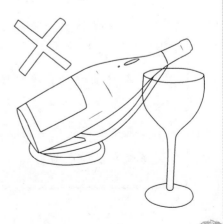

- 少吃多餐，餐后不宜马上躺下，睡前 2~3 小时最好不要进食。

- 如果晚上容易反酸，最好在睡眠时把床头抬高 10~20 厘米，会有帮助。

- 严格戒烟和停止饮酒。

- 心理因素对消化系统的影响也十分大，像焦虑、抑郁都会使消化系统出现不良反应，所以在紧张的时候注意缓解压力也同样重要。

温馨提示：儿童如何预防胃食管反流？

◆ 大多数宝宝都会出现溢奶现象，原因在于宝宝的食管下括约肌发育不完善，不能很好地控制食物，使食物从胃反流而上，形成胃食管反流。宝宝五六个月依然呕吐、反胃多是喂奶方式不当或者是换尿布时宝宝肚子受到挤压造成的。妈妈只要调整自己的方式就会避免宝宝出现胃食管反流，如果宝宝吐奶症状严重需及时去医院就诊。

◆ 喂宝宝吃饭要少量多餐，每次少吃些，但可以增加每天进食的次数。宝宝每次进食后，妈妈要抱其半小时左右后再放下，抱宝宝时要注意采用直立或半直立的抱姿最佳。

◆ 宝宝呕吐比较厉害时，会直接从鼻腔喷出，妈妈需及时清除鼻腔的杂物，保持宝宝呼吸道畅通，同时把宝宝的身体向前倾，利于呕吐物顺利流出，避免吸入性肺炎的形成。

食 管 癌

食管癌是发生在食管上皮组织的恶性肿瘤，占所有恶性肿瘤的2%。全世界每年约有22万人死于食管癌，我国是食管癌高发区，因食管癌死亡人数仅次于胃癌居第2位，发病年龄多在50岁以上，男性多于女性，但近年来50岁以下发病者有增长趋势。食管癌的发生与亚硝胺慢性刺激、炎症与创伤、遗传因素以及饮食中的微量元素含量有关。

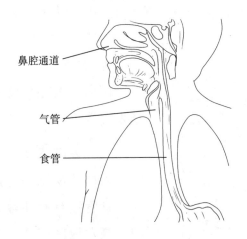

鼻腔通道

气管

食管

自查

★ 病因

食管癌发生因素众多，食管癌发生是一个渐进过程，在癌变的过程中必有一种主要因素和若干次要因素，这些因素在癌变过程中又起着协同促癌作用，体质酸化为癌细胞的生存及生长提供了良好的空间。目前认为食管癌的发病可能与以下因素有关。

饮食习惯

长期吸烟和饮烈性酒，长期吃热烫食物，食物过硬而咀嚼不细等与食管癌的发生有一定关系。

致癌物质

▲ 亚硝胺

亚硝胺类化合物是一组很强的致癌物质。食管癌高发区河南省林县居民喜食酸菜，此酸菜内即含亚硝胺。实践证明食用酸菜量与食管癌发病率呈正比。

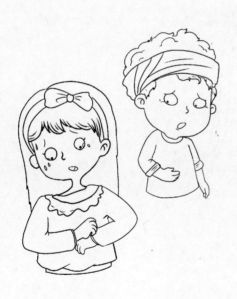

▲ 霉菌

国内有人用发霉食物长期喂养鼠而诱发食管癌。

遗传因素

人群的易感性与遗传和环境条件有关。食管癌具有比较显著的家庭聚集现象，高发地区连续三代或三代以上出现食管癌病人的家庭屡见不鲜。

癌前病变及其他疾病因素

如慢性食管炎症、食管上皮增生、食管黏膜损伤、Plummer－Vinton 综合征（缺铁性吞咽困难）、食管憩室、食管溃疡、食管白斑、食管瘢痕狭窄、裂孔疝、贲门失弛缓症等均被认为是食管癌的癌前病变或癌前疾病。

营养和微量元素缺乏

膳食中缺乏维生素、蛋白质及必需脂肪酸，可以使食管黏膜出现增生、间变，进一步可引起癌变。微量元素铁、钼、锌等的缺少也和食管癌发生有关。

★ 分类

早期食管癌可分为以下类型。

充血型
肉眼不易察觉，显微镜下证实。

糜烂型
黏膜轻度糜烂缺损。

斑块型
黏膜面有大小不等的斑块，癌变处黏膜明显增厚。

乳头型
肿瘤呈结节状、乳头状或息肉状隆起，边缘与周围黏膜分界清楚。

★ 临床表现

食管癌早期症状
食管癌早期几乎没有任何症状或症状较轻微，主要表现为异物感或咽下梗噎感。

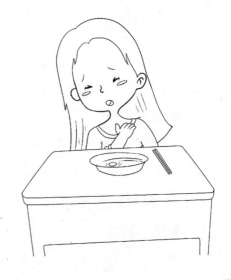

▲ 异物感
常为较轻微的胸骨后紧缩感、闷胀感，与进食无明显关系，可为间歇性或持续性。或偶尔进食时有食物黏附于食管壁的感觉。

▲ 咽下梗噎感

较轻微，偶于咽下食物时出现。

食管癌中期症状

▲ 咽下梗噎感

最多见，可自行消失和复发，不影响进食。常在病人情绪波动时发生，故易被误认为功能性症状。

▲ 胸骨后或剑突下疼痛

较多见。咽下食物时有胸骨后或剑突下疼痛，其性质可呈灼热样、针刺

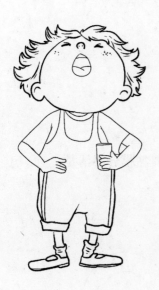

样或牵拉样，以咽下粗糙、灼热或有刺激性食物表现尤为明显。初时呈间歇性，当癌肿侵及附近组织或有穿透时，就可有剧烈而持续的疼痛。疼痛部位常不完全与食管内病变部位一致。疼痛多可被解痉剂暂时缓解。

▲ 食物滞留感和异物感

咽下食物或饮水时，有食物下行缓慢并滞留的感觉，以及胸骨后紧缩感或食物黏附于食管壁等感觉，食毕症状消失。症状发生的部位多与食管内病变部位一致。

▲ 咽喉部干燥和紧缩感

咽下干燥、粗糙食物尤为明显，此症状的发生也常与病人的情绪波动有关。

▲ 其他症状

少数病人可有胸骨后闷胀不适和嗳气等症状。中期食管癌的典型症状：进行性吞咽困难，可有吞咽时胸骨后疼痛和吐黏液样痰。

食管癌晚期症状

▲ 咽下困难

进行性咽下困难是绝大多数病人就诊时的主要症状，但却是本病的较晚期表现。因为食管壁富有弹性和扩张能力，只有当约 2/3 的食管周径被癌肿浸润时，才出现咽下困难。因此，在上述早期症状出现后，在数月内病情逐渐加重，由不能咽下固体食物发展到液体食物也不能咽下。如癌肿伴有食管壁炎症、水肿、痉挛等，可加重咽下困难。阻塞感的位置往往符合癌肿部位。

▲ 食物反应

常在咽下困难加重时出现，反流量不大，内含食物与黏液，也可含血液与脓液。

▲ 其他症状

当癌肿压迫喉返神经可致声音嘶哑；侵犯膈神经可引起呃逆或膈神经麻痹；压迫气管或支气管可出现气急和干咳；侵蚀主动脉则可产生致命性出血。并发食管–气管瘘或食管–支气管瘘或癌肿位于食管上段时，吞咽液体时常可产生颈交感神经麻痹综合征。

★ 并发症

恶病质

在晚期病例，由于咽下困难与日俱增，造成长期饥饿导致负氮平衡和体重减轻，对食管癌切除术后的并发症的发生率和手术死亡率有直接影响。实际上每一例有梗阻症状的晚期食管癌病人因其经口进食发生困难，都有程度不同的脱水和体液总量减少。病人出现恶病质和明显失水，表现为高度消瘦、无力、皮肤松弛而干燥，呈衰竭状态。

出血或呕血

一部分食管癌病人有呕吐，个别食管癌病人因肿瘤侵袭大血管有呕血，偶有大出血。呕血的血液来自食管癌的癌性溃疡、肿瘤侵蚀肺或胸内的大血管。呕血一般为晚期食管癌病人的临床症状。

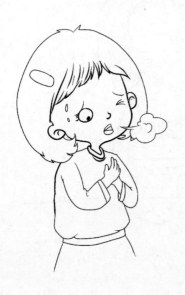

器官转移

若有肺、肝、脑等重要脏器转移，可能出现呼吸困难、黄疸、腹水、昏迷等相应脏器的特有症状。食管癌病人若发生食管-气管瘘、锁骨上淋巴结转移及其他脏器的转移、喉返神经麻痹以及恶病质者，都属于晚期食管癌。

交感神经节受压

癌肿压迫交感神经节，则产生交感神经麻痹症（Horner 综合征）。

水、电解质紊乱

因下咽困难这类病人有发生严重的低血钾症与肌无力的倾向。正常人每天分泌唾液为 1~2 升，其中的无机物包括钠、钾、钙及氯等。唾液中钾的浓度高于任何其他胃肠道分泌物中的钾浓度，一般为 20 毫摩尔/升。因此，食管癌病人因下咽困难而不能吞咽唾液时，可以出现显著的低钾血症。

吸入性肺炎

由于食管梗阻引起的误吸与吸入性肺炎，病人可有发热及全身性中毒症状。

因癌转移所引起

如癌细胞侵犯喉返神经造成声带麻痹和声音嘶哑；肿瘤压迫和侵犯气管、支气管引起气急和刺激性干咳；侵犯膈神经，引起膈肌麻痹；侵犯迷走神经，使心率加速；侵犯臂丛神经，引起臂酸、疼痛、感觉异常；压迫上腔静脉，引起上腔静脉压迫综合征；肝、肺、脑等重要脏器癌转移，可引起黄疸、腹水、肝衰竭、呼吸困难、昏迷等并发症。

❦ 食管穿孔

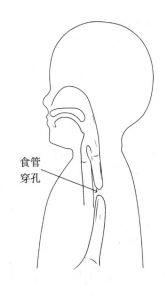

食管穿孔

晚期食管癌，尤其是溃疡型食管癌，因肿瘤局部侵蚀和严重溃烂而引起穿孔。因穿孔部位和邻近器官不同而出现不同的症状。穿通气管引起食管-气管瘘，出现饮食时呛咳，尤其在进流质饮食时症状明显；穿入纵隔可引起纵隔炎，发生胸闷、胸痛、咳嗽、发热、心率加快和白细胞计数增加等；穿入肺引起肺脓肿，出现高热、咳嗽、咳脓痰等；穿通主动脉，引起食管主动脉瘘，可引起大出血而导致死亡。

★ 诊断方法

❦ 食管钡餐 X 线片

可见食管狭窄，壁管不光滑，黏膜破坏。

❦ CT

主要了解肿瘤外侵（纵壁）程度，确定纵壁是否有转移病变。

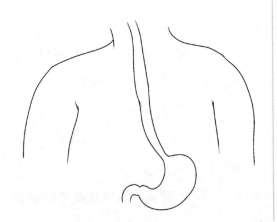

❦ 纤维胃镜或者食管镜检查

可见到食管内黏膜破坏、溃疡、有菜花状新生物。

❦ 细胞学检查

❦ 组织学检查

自防

★ 预防方法

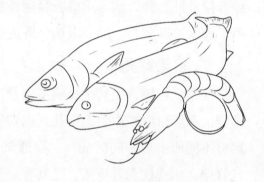

🥄 不要过多吃肉，因肉中脂肪含量高，可以多吃些鱼、虾以满足机体对蛋白质的需求。

🥄 咸菜、咸肉等食物中含有致癌物质亚硝酸盐，应少吃。

🥄 发霉的米、面、花生等食物中含有致癌的黄曲霉素，一旦发现，应弃之不吃。

🥄 做米饭、煮粥之前要把米淘洗干净，以减少霉变对身体的损害。

🥄 不要经常煎炸食物，以免污染厨房，使人易得肺癌。

🥄 水缸里的存水应当隔 2~3 天更新一次，不要总留存根，因为存留在缸底的沉积物中的细菌可使水中的硝酸盐还原成致癌的亚硝酸盐。

🥄 多吃富含纤维素的食物，如芹菜、韭菜、鲜枣、红薯等。

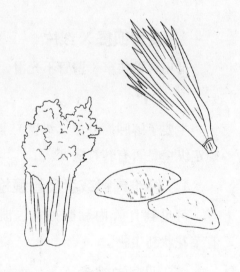

🥄 熏烤的鱼、肉、香肠等食物中含有致癌的烟焦油，应少吃。

🥄 炒菜时油不要放得太多，研究表明，乳腺癌、大肠癌、卵巢癌的发生都与脂肪摄入太多有关。

🥄 不要买不新鲜或腐烂的蔬菜和水果。

自养

★ 治疗方法

食管癌早期可在胃镜下切除，中晚期的治疗应该采用手术、放化疗、中医药治疗相结合的综合治疗方式。

🍵 手术治疗

外科手术是治疗早期食管癌的首选方法。食管癌病人一经确诊，如果身体条件允许即应采取手术治疗。根据病情可分姑息手术和根治手术两种。姑息手术主要针对晚期不能根治或放疗后的病人，为解决进食困难而采用食管胃转流术、胃造瘘术、食管腔内置管术等。根治性手术根据病变部位和病人具体情况而定。原则上应切除食管大部分，食管切除范围至少应距肿瘤5厘米。下段癌肿手术切除率在90%，中段癌在50%，上段癌手术切除率在56.3%～92.9%。

🍵 放疗

▲ 术前放疗

术前放疗可以缩小肿瘤，提高手术成功率，降低淋巴结转移率，不增加吻合口瘘发生率和手术病死率，减小吻合口残端癌的发生率，提高远期生存率。

▲ 术后放疗
▲ 根治性放射治疗

🍵 化疗

🍵 生物免疫治疗

肿瘤治疗第四大新技术疗

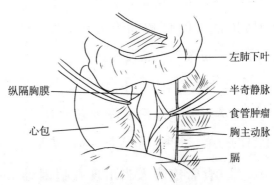

左肺下叶

纵隔胸膜

半奇静脉

食管肿瘤

胸主动脉

心包

膈

法，利用人体自身的免疫细胞，经专项 GMP 试验室进行活化和增殖后回输到病人体内，有效杀灭肿瘤细胞的同时，修复、增强人体免疫系统，不给肿瘤细胞转移的机会。特别针对中晚期肿瘤时，生物免疫治疗配合手术、放疗、化疗能系统杀灭肿瘤细胞，有效解决其转移和扩散，克服了传统治疗方式"不彻底、易转移、副作用大"等弊端。

🌀 中医药治疗

中医认为，食管癌病机之根本为阳气虚弱，机体功能下降，治疗宜温阳益气，扶助正气，提高机体功能，所以治疗主方要体现这一中医治疗原则。

▲ 中药方

中国中医治疗，一直以来相对西药，优势为无副作用，并在西方越来越被接受。中草药对于食管癌疗法还是相对有保障以及安全的。

▲ 中成药

食管癌治疗应采用手术、放化疗为主的综合治疗。中医治疗也是很重要的组成部分，其中中成药具有剂量成分稳定、服用方便、疗效优良的优点。

★ 食疗

🌀 药食同源，部分食品兼具食疗抗癌作用，可有针对性地选择应用。对消化系统肿瘤有益的食物有韭菜、莼菜、卷心菜、墨菜、百合、刀豆等。日常生活中的食物如大蒜、豆制品、绿茶等，也都是抗癌良药。

🌀 饮食宜清淡，不偏食，多食用富含维生素、微量元素及纤维素类食品，新鲜的蔬菜、水果、冬菇类、海产品等。

🌀 食管癌病人当出现吞咽困难

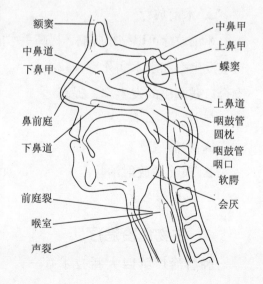

额窦
中鼻道
下鼻甲
中鼻甲
上鼻甲
蝶窦
上鼻道
咽鼓管圆枕
咽鼓管咽口
软腭
会厌
鼻前庭
下鼻道
前庭裂
喉室
声裂

时，应该改为流质食物，细嚼慢咽，少食多餐。

晚期食管癌的饮食调养

当食管癌病人出现恶病质（来源于希腊语，字面意思是恶劣的状况）时，应该多补充蛋白质，如牛奶、鸡蛋、鹅肉、鹅血、瘦猪肉、各种水果等。

当食管癌病人出现完全性梗阻现象时，则应该采用静脉补液、胃造瘘手术以便给予高营养食物来维持生命。

靠半流质和流质饮食维持的食管癌病人，在进食时，特别要注意避免进食冷食以及放置过久的食物。

早期食管癌病人饮食调养

在饮食上主要利用胃肠道的消化吸收能力，尽可能多地补充营养成分，以使身体强壮起来。多吃新鲜的食物，补充蛋白质、维生素、脂肪等。

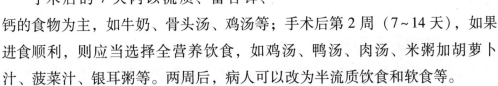

食管癌病人手术后的饮食调养

手术后的 7 天内以流质、富含锌、钙的食物为主，如牛奶、骨头汤、鸡汤等；手术后第 2 周（7~14 天），如果进食顺利，则应当选择全营养饮食，如鸡汤、鸭汤、肉汤、米粥加胡萝卜汁、菠菜汁、银耳粥等。两周后，病人可以改为半流质饮食和软食等。

★ 偏方

食管癌偏方一

大黄鱼鳔 100 克。将黄鱼鳔洗净、沥干，用香油炸至酥脆，取出，压成粉末，等冷却后装瓶备用。每次 5 克，每日 3 次，温水送服。本方祛风活血，解毒抗癌，常用于食管癌、胃癌等。

食管癌偏方二

露蜂房、全蝎各 20 克，山慈菇、白僵蚕各 25 克，蟾蜍皮 15 克，白酒

450 毫升。将药捣碎，酒浸于干净容器中，7 日后开取，每次空腹饮 10～15 毫升，日 3 次。本方主治食管癌。

🌱 食管癌偏方三

白花蛇舌草 30 克，蒲公英 80 克，半枝莲 12 克，山豆根 15 克，山慈菇、鸦胆子、露蜂房各 10 克，三七参 9 克，斑蝥去头足 1 克，蟾酥 0.5 克。水煎服，每日 1 剂。本方清热解毒、活血祛瘀、消癌散结，适用于食管癌瘀毒内结型。

🌱 食管癌偏方四

生地 20 克，石斛 30 克，生芪 15 克，青皮 9 克，八月札 30 克，胆南星、天竺各 12 克，花蕊石 15 克，仙鹤草 30 克，牛膝炭 12 克，石燕、白花蛇舌草、半枝莲、石见穿各 30 克。每日 1 剂，水煎服。本方功效为滋阴化痰祛疾，适用于食管癌阴虚痰瘀型。

🌱 食管癌偏方五

僵蚕 15 克，玄参、夏枯草各 30 克，红枣 150 克，麦冬 30 克，莪术 10 克，金银花 15 克，壁虎 5 条，甘草 10 克。每日 1 剂，水煎服。本方扶正解毒，对食管癌有效。

🌱 食管癌偏方六

龙葵、万毒虎、白英、白花蛇舌草、半枝莲各 100 克。每日 1 剂，水煎服。本方清热解毒，适用于食管癌。

🌱 食管癌偏方七

黄芪 30 克，党参 15 克，白术 9 克，山药 30 克，白芍 15 克，熟地 20 克，当归 11 克，赤芍 12 克，急性子 6 克，白花蛇舌草 40 克，焦三仙各 9 克，生甘草 6 克。每日 1 剂，水煎服。本方益气养血扶正，化瘀解毒祛邪，适用于食管癌、气管癌血虚瘀毒内结型。

🌱 食管癌偏方八

破石、三棱、马鞭草若干。每日 1 剂，水煎服。本方功效为活血解毒散结，适用于食管癌。

食管癌偏方九

活壁虎 5 条，白酒 500 毫升。以锡壶盛酒，将壁虎放入，两天后即可服用。每次服 10 毫升（慢慢吮之），早、中、晚饭前半小时服用。本方祛瘀消肿，适用于食管癌全梗阻者。

食管癌偏方十

蟅虫 15 克，蜈蚣 2 条，山慈菇、半枝莲、党参各 20 克，半夏 10 克。每日 1 剂，水煎服，7 剂为 1 疗程。本方益气活血，解毒化痰，适用于食管癌咽下困难症。

温馨提示：食管癌病人的饮食有哪些禁忌？

◆ 忌吃糖过多

吃糖过多会引起食管的不适。为了减轻对食管的刺激，营养学家建议忌吃糖过多。

◆ 忌食烟、酒、咖啡

烟中含有尼古丁、亚硝酸胺等有毒的致癌物质；酒精可以刺激激素的分泌，从而影响恶性肿瘤的易感性；咖啡因可以使体内 B 族维生素破坏。

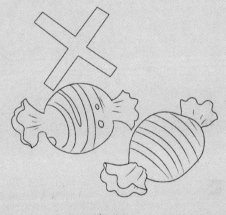

◆ 忌食熏烤食品

◆ 忌食霉烂食物和酸菜

◆ 忌不良饮食

慢性胃炎

慢性胃炎系指不同病因引起的胃黏膜的慢性炎症或萎缩性病变，其实质是胃黏膜上皮遭受反复损害后，由于黏膜特异的再生能力，以致黏膜发生改变，且最终导致不可逆的固有胃腺体萎缩，甚至消失。本病十分常见，占接受胃镜检查病人的80%～90%，男性多于女性，随着年龄的增长发病率逐渐增高。

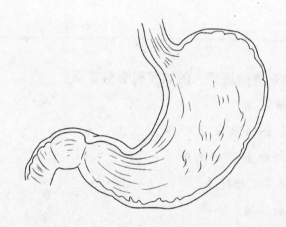

自查

★ 病因

慢性胃炎的病因和发病机制尚未完全阐明，可能与下列因素有关。

急性胃炎的疾患

急性胃炎后，胃黏膜病变持久不愈或反复发作，均可形成慢性胃炎。

刺激性食物和药物

长期服用对胃黏膜有强烈刺激的饮食及药物，如浓茶、烈酒、辛辣或水杨酸盐类药物，或进食时不充分咀嚼，粗糙食物反复损伤胃黏膜所致。

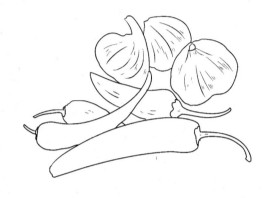

十二指肠液的反流

研究发现慢性胃炎病人因幽门括约肌功能失调，常引起胆汁反流，可能是一个重要的致病因素。

免疫因素

免疫功能的改变在慢性胃炎的发病上已普遍受到重视，萎缩性胃炎，特别是胃体胃炎病人的血液、胃液或在萎缩黏膜内可找到壁细胞抗体；胃萎缩伴恶性贫血病人血液中发现有内因子抗体，说明自身免疫反应可能是某些慢性胃炎的有关病因。

感染因素

1983 年 Warren 和 Marshall 发现慢性胃炎病人在胃窦黏液层接近上皮细胞表面有大量幽门螺杆菌存在，其阳性率高达 50%～80%，有报道此菌并不见

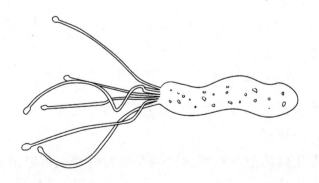

于正常胃黏膜。因此认为，此菌可能参与慢性胃炎之发病，但目前尚难肯定。

★ 分类

慢性胃炎通常按其组织学变化和解剖部位加以分类，近年来还参照免疫学的改变，1982年在重庆召开的慢性胃炎会议拟订了慢性胃炎的简略分类。

▲ 浅表性胃炎

炎症仅累及胃黏膜的表层上皮，包括糜烂、出血，需指明是弥漫性或局限性，后者要注明病变部位。

▲ 萎缩性胃炎

炎症已累及黏膜深处的腺体并引起萎缩，如伴有局部增生，称萎缩性胃炎伴增生。

▲ 肥厚性胃炎

又称 Menetrier 病。以胃黏膜皱襞显著肥厚如脑回状为特征，好发于胃底和胃体，局灶性或弥漫性。常伴原因未明的低蛋白血症。镜下见胃小凹高度增生、下延甚可达黏膜肌层。

贲门

慢性胃炎还可根据以下胃黏膜病变四个方面的特征做更详细的分类。

▲ 慢性胃炎的部位

如胃体、胃窦、贲门等。

▲ 慢性胃炎的性质与分级

分为浅表性及萎缩性，后者又可分为轻、中、重度三级。

▲ 胃炎活动的程度

根据胃黏膜上皮的中性粒细胞浸润及退行性变，可定出活动期或静止期，活动范围又可分为弥漫性或局限性。

▲ 有无化生（化生是一种已分化的组织转变为另一种分化组织的过程。并非由已分化的细胞直接转变为另一种细胞，而是由具有分裂能力的未分化细胞向另一方向分化而成，一般只能转变为性质相似的细胞）及其类型

化生分为肠腺化生（肠化）及假幽门腺化生，前者常见于萎缩性胃炎，偶可见于浅表性胃炎甚或正常黏膜，而后者仅见于萎缩性胃炎，是指胃体黏膜由胃窦黏膜所替代，常沿胃小弯向上移行，称胃窦潜移。

★ 临床表现

上腹疼痛

慢性胃炎病人最常见的症状是上腹疼痛，多为隐痛，空腹时症状较轻。

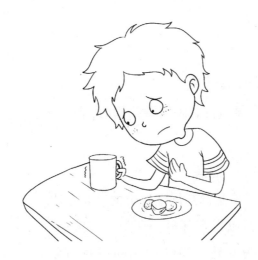

饱胀感

病人经常出现上腹饱胀，食物不消化，胃口堵。即使在空腹时也常会出现，可在嗳气后有所缓解。

😊 恶心、呕吐

慢性胃炎病人常有恶心感，而呕吐则不多见。慢性炎症通常会累及幽门，导致胃腔压力升高，容易出现恶心感，严重时可产生呕吐的症状。

😊 反酸

胃酸过多，经常反酸即有胃酸从胃里泛起或满上来的感觉。

★ 诊断方法

😊 胃液分析

测定基础胃液分泌量（BAO）及组胺试验或五肽胃泌素后测定量大泌酸量（MAO）和高峰泌酸量（PAO）以判断胃泌酸功能，有助于慢性萎缩性胃炎的诊断及指导临床治疗。慢性浅表性胃炎胃酸多正常，广泛而严重的慢性萎缩性胃炎胃酸降低。

😊 血清学检测

血清 PCA 常呈阳性（75%以上）。

😊 胃肠 X 线钡餐检查

用气钡双重造影显示胃黏膜细微结构时，萎缩性胃炎可出现胃黏膜皱襞相对平坦、减少。

😊 胃镜和活组织检查

▲ 胃镜和病理活检是诊断慢性胃炎的主要方法。

▲ 浅表性胃炎常以胃窦部最为明显，有灰白色或黄白色渗出物，病变处黏膜红白相间或花斑状，有时有糜烂。

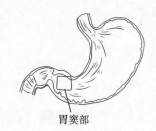

胃窦部

▲ 慢性萎缩性胃炎的黏膜多呈苍白或灰白色；皱襞变细或平坦；病变可弥漫或主要在胃窦部。

温馨提示：慢性胃炎有哪些危害？

◆ 胃出血

黏膜萎缩变薄、血管显露、糜烂出血，若严重时可突然吐血，重者头晕、心慌、眼前发黑、大汗甚至休克等。

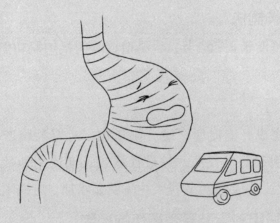

◆ 呕血与便血

少数病人呕吐物中带血丝或呈咖啡色，大便发黑或大便潜血试验（是测定消化道出血的一种方法，主要用于检测肉眼不可见的少量出血，也叫邻甲联苯胺法）阳性，说明胃黏膜有出血情况等。

◆ 胃溃疡

胃溃疡与浅表性胃炎、糜烂性胃炎同在，存在明显的炎症刺激，胃黏膜萎缩变薄，并发糜烂、溃疡。

◆ 胃癌

据世界卫生组织统计，在胃癌高发区，经10～20年随访，胃癌平均发生率为10%。

自防

★ 预防方法

保持精神愉快

精神抑郁或过度紧张和疲劳，容易造成幽门括约肌功能紊乱，胆汁反流而发生慢性胃炎。

戒烟忌酒

烟草中的有害成分能促使胃酸分泌增加，对胃黏膜产生有害的刺激作用，过量吸烟会引起胆汁反流。过量饮酒或长期饮用烈性酒能使胃黏膜充血、水肿甚至糜烂，导致慢性胃炎发生率明显增加。应戒烟忌酒。

慎用、忌用对胃黏膜有损伤的药物

长期滥用此类药物如阿司匹林会使胃黏膜受到损伤，从而引起慢性胃炎及溃疡。

积极治疗口咽部感染灶

勿将痰液、鼻涕等带菌分泌物吞咽入胃导致慢性胃炎。

注意饮食

过酸、过辣等刺激性食物及生冷、不易消化的食物应尽量避免。饮食时要细嚼慢咽，使食物充分与唾液混合，有利于消化和减少胃部的刺激。饮食宜按时定量、营养丰富，多吃含维生素 A、维生素 B 及维生素 C 多的食物。忌服浓茶、浓咖啡等有刺激性的饮料。

自养

★ 治疗方法

大部分慢性浅表性胃炎可逆转，少部分可转为慢性萎缩性胃炎。慢性萎缩性胃炎随着年龄的增长逐渐加重，但轻症亦可逆转。因此，对慢性胃炎的治疗应及早从慢性浅表性胃炎开始，对慢性萎缩性胃炎也应坚持治疗。

消除病因

祛除各种可能致病的因素，如避免进食对胃黏膜有强刺激的饮食及药品，戒烟忌酒。注意饮食卫生，防止暴饮暴食。积极治疗口、鼻、咽部的慢性疾患。加强锻炼，提高身体素质。

药物治疗

▲ 疼痛发作时可用阿托品、溴丙胺太林（普鲁本辛）、颠茄合剂等。

▲ 胃酸增高可用质子泵抑制剂如雷贝拉唑、兰索拉唑、奥美拉唑等，症状较轻者可用 H_2 受体拮抗剂如西咪替丁（甲氰咪胍）、雷尼替丁等。

▲ 胃酸缺乏或无胃酸者可给予1%稀盐酸或胃蛋白酶合剂，伴有消化不良者可加用胰酶片、多酶片等助消化药。

▲ 胃黏膜活检发现幽门螺杆菌者加服抗生素治疗。

▲ 胆汁反流明显者可用胃复安和吗丁啉以增强胃窦部蠕动，减少胆汁反流。

★ 食疗

白术猪肚粥

白术 30 克，猪肚 1 只，粳米 60 克，生姜少许。将猪肚洗净切成小片，同白术、生姜加水 1000 毫升煎煮，取汁约 600 毫升，再加粳米同煮成粥，早晚 2 次分服。适用于慢性浅表性胃炎之脾胃虚弱的食欲不振、脘腹作胀、大便滞下等症。

豆蔻馒头

白豆蔻 15 克，面粉 1000 克，酵母 50 克。将白豆蔻研为细末，待面粉发酵后，一起加入制成馒头。适用于脾胃气滞的脘腹胀痛、食欲不振或胃脘冷痛、恶心呕吐等。

曲末粥

神曲 10~15 克，粳米 30~60 克。先将神曲捣碎，加水 2000 毫升取汁，煎至 1000 毫升取汁，再加入粳米煮成稀粥，分早晚 2 次温服。适用于脾胃虚弱的食欲不振、食积难消、嗳腐吞酸、脘闷腹胀等症。

陈皮鸡

陈皮 20 克，香附 15 克，鸡肉 60 克，葱白 10 茎，生姜 6 克，调味品适量。做法如下：①择嫩公鸡肉洗净，切小块备用；②将陈皮洗净，醋炒香附，放入砂锅中煎取药汁 200 毫升，将生姜切如米粒状，葱白切碎；③将鸡肉先用热油锅炒，兑入药汁，加适量清水，先以武火煮沸，再以文火焖至药汁干涸，放姜粒、葱白、料酒、味精、酱油炒拌而成，以佛手酒 50 毫升送服，日 1 次连吃 3~5 日。适用于慢性浅表性胃炎之脾胃虚弱、脾胃不和、肠胃气滞症，症见脘胁胀痛，食少不化、嗳气、恶心、舌苔白腻。

甘松粥

甘松 5 克，粳米 50 克。先煎甘松取汁，另将粳米煮成稀粥后，入甘松汁，稍煮沸即可，分早晚2次空腹服。适用于气闷胸痛、脘腹胀满、食欲不振、胃寒呃逆、呕吐诸症。

玉竹粥

鲜玉竹30~60克，粳米60克，冰糖少许。先将鲜玉竹洗净，除去根须、切碎，加水1000毫升，煎取浓汁约500毫升，再加粳米煮为稀粥，和少许冰糖即可，每日分3~4次分服。适用于胃火炽盛或阴虚内热消谷善饥之胃炎病人。

石斛花生

鲜石斛30克，花生仁50克。先用石斛煎水，再加入花生同煮，至花生熟、水焖干为度，平时嚼服花生。适用于胃阴不足的胃脘灼痛、食欲不振、大便秘结。

玉竹焖鸭

玉竹50克，沙参50克，老鸭1只，生姜、大葱、味精、食盐等调味品各适量。做法如下：①将老鸭宰杀后，除去毛和内脏，洗净，放砂锅内，将沙参、玉竹放入，加清水适量；②先以武火煮沸，再用文火焖煮1小时以上，至鸭肉扒烂为止；③去药渣，放入调味品，再煮汤；④温服，吃肉喝汤及佐餐食物。适用于慢性胃炎之胃阴不足证，胃脘隐痛、口干咽燥、大便秘结等。

椒面饼

蜀椒6克，白面粉60克，葱白茎。做法如下：①将蜀椒去闭口者，去椒目，焙干研末，与面粉拌和，加水揉成小饼状；②将水煮沸，下椒面饼，煮熟后，放入葱白，并加味精、香油、精盐等调味。吃面饼喝汤。适用于寒凝气滞之胃脘冷痛、胀闷不舒、食欲不振等症。

★ 防复发

饮食调养

饮食不节会直接导致慢性胃炎发生，因此病人要特别注意饮食调养。首先应忌食生冷酸辣等刺激性的食物，油炸等难消化的食物也不宜多吃。饮食宜选择软烂易消化的食物。

进餐时应养成细嚼慢咽的习惯，以达到易于消化、减轻对胃黏膜刺激的目的。同时，三餐定时定量，切忌饥饱不定。

起居调养

中医认为，慢性胃炎多发于脾胃虚弱，脾胃既虚，正气较弱。因此，病人应注意保暖，并保证适当的休息，避免过度劳累和熬夜，保持心情愉悦。睡前2~3小时不要进食。

心理调养

精神紧张是慢性胃炎的促进因素，因此应尽量避免精神紧张或压力，情绪不安和急躁容易引起胃黏膜障碍，应尽量避免情绪上的应激反应，保持良好的心态。生活中还应尽量避免无规律和过度劳累，应注意适当的休息、锻炼，促进胃肠道蠕动和排空，使胃肠分泌功能增强，消化能力提高。

急性胃炎

急性胃炎又称糜烂性胃炎、出血性胃炎，指各种外在和内在因素引起的急性广泛性或局限性的胃黏膜急性炎症。病变严重者可累及黏膜下层与肌层，甚至深达浆膜层。导致发病的因素包括化学、物理和生物刺激等。症状上，轻者仅有腹痛、恶心、呕吐、消化不良；严重者可有呕血、黑便甚至脱水（指人体由于病变，消耗大量水分，而不能及时补充，造成新陈代谢障碍的一种症状，严重时会造成虚脱，甚至有生命危险，需要依靠输液补充液体）、中毒及休克等。

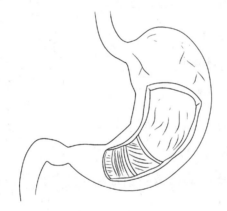

自查

★ 病因

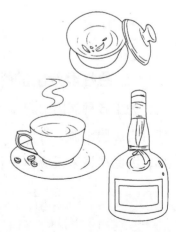

物理因素

过冷、过热的食物和饮料，浓茶、咖啡、烈酒、刺激性调味品、过于粗糙的食物均可刺激胃黏膜，破坏黏膜屏障。

化学因素

阿司匹林等药物干扰胃黏膜上皮细胞合成硫糖蛋白，使胃黏液减少，脂蛋白膜的保护作用减弱，以致胃黏膜充血、水肿、糜烂和出血等病理过程，前列腺素合成受抑制，胃黏膜的修复亦受到影响。

生物因素

包括细菌及其毒素。常见致病菌为沙门菌、嗜盐菌、致病性大肠杆菌等，常见毒素为金黄色葡萄球菌或毒素杆菌毒素，尤其是前者较为常见。进食污染细菌或毒素的食物数小时后即可发生胃炎或同时合并肠炎（即急性胃肠炎）。葡萄球菌及其毒素摄入后也可合并肠炎，且发病更快。近年因病毒感染而引起本病者渐多。

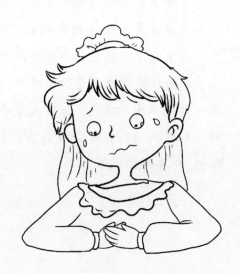

精神、神经因素

精神、神经功能失调，各种急重症的危急状态，以及机体的变态反应均可引起胃黏膜的急性炎症损害。

◆ 胃内异物或胃石、胃区放射治疗均可作为外源性刺激，导致本病。

★ 分类

急性糜烂出血性胃炎

为由各种病因引起、以胃黏膜多发性糜烂为特征的急性胃黏膜病变，常伴有胃黏膜出血，可伴有一过性浅溃疡形成。因为本病胃黏膜炎症很轻或缺如，因此严格来说应称为急性糜烂出血性胃病。

🍷 急性幽门螺杆菌感染引起的急性胃炎

临床上很难诊断幽门螺杆菌感染引起的急性胃炎，因为一过性的上腹部症状多不为病人注意，也极少需要胃镜检查，加之可能多数病人症状很轻或无症状。感染幽门螺杆菌后，如不予治疗，幽门螺杆菌感染可长期存在并发展为慢性胃炎。

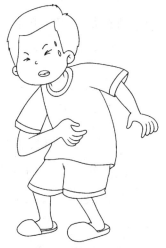

🍷 除幽门螺杆菌之外的病原体感染和（或）其毒素对胃黏膜损害引起的急性胃炎

进食被微生物和（或）其毒素污染的不洁食物所引起的急性胃肠炎，以肠道炎症为主。由于胃酸的强力抑菌作用，除幽门螺杆菌之外的细菌很难在胃内存活而感染胃黏膜，因此一般人很少患除幽门螺杆菌之外的感染性胃炎。但当机体免疫力下降时，可发生各种细菌、真菌、病毒所引起的急性感染性胃炎。

★ 临床表现

一般在暴饮暴食或食用了污染食物、服用对胃有刺激的药物后数小时至 24 小时发病。主要有以下表现。

🍷 上腹痛

正中偏左或脐周压痛，呈阵发性加重或持续性钝痛，伴腹部饱胀、不适。少数病人出现剧痛。

🍷 恶心、呕吐

呕吐物为未消化的食物，吐后感觉舒服，也有的病人直至呕吐出黄色胆汁或胃酸。

💭 腹泻

伴发肠炎者出现腹泻，随胃部症状好转而停止，可为稀便和水样便。

💭 脱水

由于反复呕吐和腹泻导致失水过多引起，出现皮肤弹性差、眼球下陷、口渴、尿少等症状，严重者血压下降、四肢发凉。

💭 呕血与便血

少数病人呕吐物中带血丝或呈咖啡色，大便发黑或大便潜血试验阳性，说明胃黏膜有出血情况。

★ 诊断方法

💭 胃镜检查

为最有价值、安全、可靠的诊断手段。可直接观察胃黏膜病变及其程度，可见黏膜广泛充血、水肿、糜烂、出血，有时可见黏膜表面的黏液、斑或反流的胆汁。幽门螺杆菌感染胃时，还可见到胃黏膜微小结节形成（又称

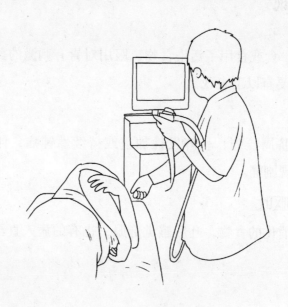

胃窦小结节增生）。同时可取病变部位组织进行幽门螺杆菌和病理学检查。

X线钡餐造影

多数胃炎病变在黏膜表层，钡餐造影难有阳性发现。胃窦部位有浅表炎症者有时可呈现胃窦部激惹征，黏膜纹理增粗、迂曲、锯齿状，幽门前区呈半收缩状态，可见不规则痉挛收缩，气、钡双重造影效果较好。

幽门螺杆菌检测

▲ 胃黏膜组织切片染色与培养

幽门螺杆菌培养需在微氧环境下用特殊培养基进行，3~5天可出结果，是最精确的诊断方法。

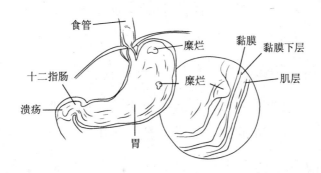

▲ 尿素酶试验

尿素酶试剂中含有尿素和酚红，幽门螺杆菌产生的酶可分解其中的尿素产生氨，后者使试剂中的pH值上升，从而使酚红由棕黄色变为红色，此方法快速、简单、特异性和敏感性达90%。

▲ 血清学可检测幽门螺杆菌抗体

但即使是IgM抗体也可在清除了幽门螺杆菌几个月后仍保持阳性，限制了其诊断意义。

▲ 核素标记尿素呼吸试验

让患儿口服一定量同位素[13]C标记的尿素，如果患儿消化道内含有幽门螺杆菌，则幽门螺杆菌产生的尿素酶可将尿素分解产生 CO_2，由肺呼出，通过测定呼出气体中 ^{13}C 含量即可判断胃内幽门螺杆菌感染程度，其特异性和敏感性均达90%以上。

自防

★ 预防方法

😊 养成良好的卫生习惯

许多急性胃炎是由于病原菌的感染，因此要养成饭前便后洗手的习惯，尽量避免病原菌侵害。

😊 避免药物刺激

许多病人在发病前服用过非甾体类抗炎药（阿司匹林等），这类药物会对胃黏膜造成一定程度的损伤，应尽量避免服用。

😊 注意饮食卫生

大家一定要避免进食腐败变质的食物，隔夜的食物最好避免食用，或者一定要在加热后再食用。

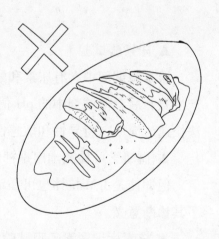

😊 避免进食生冷刺激的食物

夏季是急性肠胃炎的高发期，由于天气炎热，大家都喜欢吃一些凉爽的食物或饮品，这会刺激胃肠黏膜，引起急性发病，应尽量避免。

自养

★ 治疗方法

急性胃炎病因简单，治疗起来不复杂，只要按下列措施进行救护，会很快恢复正常。

🥄 去除病因，卧床休息，停止一切对胃有刺激的饮食和药物。酌情短期禁食（1~2餐），然后给予易消化的清淡的流质饮食，有利于胃的休息和损伤的愈合。

🥄 鼓励饮水，由于呕吐、腹泻导致失水过多，病人尽可能多饮水，补充丢失的水分。以糖盐水为好（白开水中加少量糖和盐而成）。不要饮含糖多的饮料，以免产酸过多加重腹痛。呕吐频繁的病人可在一次呕吐完毕后少量饮水（50毫升左右），多次饮入，不至于呕出。

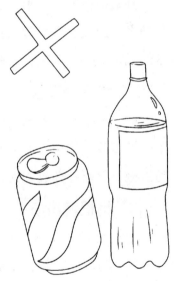

🥄 止痛。应用颠茄片、阿托品、654-2等药物均可，还可局部热敷腹部止痛（有胃出血者不用）。

🥄 伴腹泻、发热者可适当应用黄连素（盐酸小檗碱）、诺氟沙星（氟哌酸）等抗菌药物。病情较轻者一般不用，以免加重对胃的刺激。

🥄 呕吐腹泻严重，脱水明显，应及时送医院静脉输液治疗，一般1~2天内很快恢复。

★ 食疗

桂花心粥

粳米 50 克，桂花心 2 克，茯苓 2 克。粳米淘净。桂花心、茯苓放入锅内，加清水适量，用武火煮沸后，转用文火煮 20 分钟，滤渣，留汁。粳米、汤汁放入锅内，加适量清水，用武火煮沸后，转用文火煮，至米烂成粥即可。每日 1 次，早晚餐服用。

鲜藕粥

鲜藕适量，粳米 100 克，红糖少许。将鲜藕洗净，切成薄片，粳米淘净。将粳米、藕片、红糖放入锅内，加清水适量，用武火煮沸后，转用文火煮至米烂成粥。每日 2 次，早晚餐食用。

橙子蜂蜜饮

橙子 1 个，蜂蜜 50 克。将橙子用水浸泡去酸味，然后带皮切成 4 瓣。橙子、蜂蜜放入锅内，加清水适量，用武火煮沸后，转用文火煮 20~25 分钟，捞出橙子，留汁即成。代茶饮。

枸杞藕粉汤

枸杞 25 克，藕粉 50 克。先将藕粉加适量水小火煮沸后，再加入枸杞，煮沸后，可食用。每日 2 次，每次 100~150 克。

橘皮粥

鲜橘皮 25 克，粳米 50 克。先将鲜橘皮洗净后，切成块，与粳米共同煮熬，待粳米熟后食用。每日 1 次，早餐食用。

蜂蜜桃汁饮

蜂蜜 20 克，鲜桃 1 个。先将鲜桃去皮、去核后压成汁，再加入蜂蜜和适量温开水即成。每日 1~2 次，每次 100 毫升。

★ 防复发

坚持吃早餐

不吃早餐会加重反酸。吃早餐不但会减少胃酸反流的发生，还能提供整个上午身体所需的能量。

舒缓压力

调查发现，忙碌的白领人群中有超过 70% 的人曾经有过反酸、烧心等问题，而大部分人都选择了忍受或自行服药解决。白领群体之所以反酸发生率高，主要是因为他们工作压力大、忙碌无暇保障有规律的一日三餐，使胃长期处于疲惫状态，从而增加了胃痉挛的危险。

控制烟酒

烈性酒和碳酸饮料以及刺激性的调料，都是引起胃酸反流的"危险分子"。生活中要尽量做到戒烟、限酒，尤其在睡眠前 2 小时之内不要吸烟。

保证充足睡眠

严重的胃反酸会让病人在一天中任何时候都受到侵扰。但通常是饭后反酸会更明显，尤其是饱食后立即上床睡觉，容易引发胃酸反流。

消化性溃疡

消化性溃疡指胃肠黏膜被胃消化液自身消化而造成的超过黏膜肌层的组织损伤，可发生于消化道的任何部位，其中以胃及十二指肠溃疡最为常见。其病因、临床症状及治疗方法基本相似，明确诊断主要靠胃镜检查。胃溃疡是消化性溃疡中最常见的一种，主要是指胃黏膜被胃消化液自身消化而造成的超过黏膜肌层的组织损伤。消化性溃疡是一种常见病和多发病，以周期性发作、上腹部具有一定节律性的疼痛为主要症状，伴以嗳气、反酸、恶心、呕吐，其发生、发展、预后与饮食密切相关。此病难以根治，引发消化性溃疡的主要原因就是饮食不调。

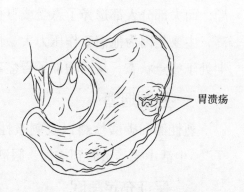

胃溃疡

自查

★ 病因

消化性溃疡是一种十分常见的胃肠疾病，发病率高，在小儿中也多发。不规律的饮食和生活习惯、吸烟、酗酒等都容易导致胃肠功能紊乱，从而导致消化性溃疡的发生。以下介绍的是消化性溃疡的发病原因。

幽门螺杆菌感染

这种细菌的感染是引起慢性胃窦炎的主要病因，而慢性胃窦炎与消化性溃疡密切相关，多数消化性溃疡病人合并有慢性胃窦炎存在。在胃溃疡中幽

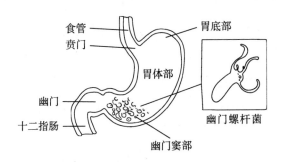

门螺杆菌的检出率为80%～90%，在十二指肠溃疡中幽门螺杆菌的检出率高达90%～100%。所以，凡有幽门螺杆菌感染的溃疡，均需抗菌药物联合治疗，才可能根治。

滥用药物

阿司匹林、吲哚美辛（消炎痛）、保泰松及皮质激素类药物如泼尼松（强的松）、地塞米松等都引发溃疡病，其中以阿司匹林最多见。

精神因素

情绪不良、精神紧张都可通过神经内分泌系统增加胃酸的分泌，又影响胃肠道黏膜的血液营养供应，而引起溃疡病。如临床上经常遇到一些青年在过度劳累、终日处于紧张状态时出现消化性溃疡甚至出血。

饮食无规律

暴饮暴食或无规律饮食，都可影响胃消化功能，造成消化不良和营养不

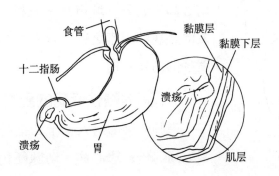

良，而营养不良可削弱胃黏膜的屏障作用，导致溃疡病的发生，并可影响黏膜的修复。

喜好零食

因为吃零食后刺激胃酸分泌，但由于摄入食物较少无需大量胃酸来帮助消化，多余的胃酸就会消化胃及十二指肠黏膜本身，造成消化性溃疡。

吸烟

烟草中含有的尼古丁成分有损伤胃黏膜的作用，长期吸烟还可使胃酸分泌过多；使胆汁反流进入胃而破坏胃黏膜；并可造成黏膜中前列腺素含量降低，而前列腺素有保护胃肠道黏膜的作用。以上这些均说明吸烟是消化性溃疡的一个重要致病因素。

饮酒

酒精可刺激胃酸分泌，对胃黏膜也有直接的损伤作用。有饮酒嗜好同时又经常吸烟或长期服用阿司匹林等药物者，更易发生溃疡病。

遗传

溃疡病病人家庭中的再发风险高；单卵双胞胎同时发生溃疡的概率在50%以上；在十二指肠溃疡病人中"O"型血发病较其他血型多。

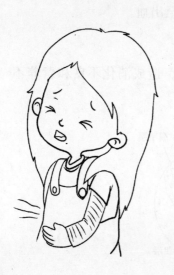

地理环境与气候

不同地域的溃疡病发生率有所不同，据有关胃镜检查资料发现，我国消化性溃疡的地域特点是南方高于北方，城市高于农村。气候改变也是诱发溃疡病的因素之一，秋冬与冬春之交为消化性溃疡的高发时期。

其他慢性疾病的影响

患肺气肿的病人，十二指肠溃疡发生率比正常人高3倍；冠心病、动脉硬化会造成胃黏膜供血不佳，可影响溃疡的愈合；肝硬化病人的消化性溃疡发生率是普通人群的2~3倍；乙肝病人表面抗原阳性，胃溃疡发病率高达33%。

★ 临床表现

🕐 反酸、烧心

反酸是消化性溃疡的常见症状，特别是十二指肠溃疡病人。烧心，则实质上是胃灼热，病人经常在心窝部或者剑突部感觉到疼痛。

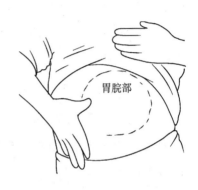

胃脘部

🕐 腹、背部压痛点

胃溃疡病人的压痛点经常位于前正中线脐上方偏左，或位于背部第10~12胸椎旁。

🕐 上腹部疼痛

胃溃疡病人主要在餐后1小时发生疼痛，经1~2个小时逐渐缓解，直至下一餐进食后又出现，常称为饭后疼痛，此为胃溃疡最常见的症状之一。

🕐 恶心、呕吐

恶心、呕吐多反映溃疡具有较高活动程度。胃溃疡病人呕吐后会有轻松感，经常发生于清晨。由于呕吐物中含有隔夜的食物，所以病人经常会感觉到有酸馊的气味。

🕐 出血

出血是胃溃疡病人最常见的病症。出血可表现为大便像柏油样，也可伴有呕血现象，大出血时甚至会出现暗红色血便。

★ 并发症

幽门梗阻

幽门梗阻大多由十二指肠溃疡引起，但也可发生幽门前及幽门管溃疡。其发生通常是溃疡活动期，溃疡周围组织的炎性充血、水肿或反射性地引起幽门痉挛。

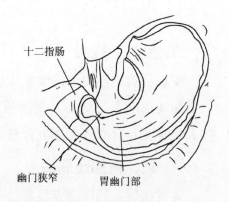

十二指肠

幽门狭窄　　　　　　胃幽门部

出血

大量出血是本病最常见并发症，其发生率占本病病人的 20%~25%，也是上消化道出血的最常见原因，十二指肠球部溃疡较胃溃疡易发生。并发出血者，其消化性溃疡病史大多在 1 年以内，但一次出血后，就易发生第 2 次或更多次出血。尚有 10%~15% 的病人以大量出血为消化性溃疡的首见症状。

癌变

胃溃疡癌变至今仍是个争论的问题。一般估计，胃溃疡癌变的发生率不超过 1%，但十二指肠球部溃疡并不引起癌变。

穿孔

溃疡穿透浆膜层而达游离腹腔即可致急性穿孔；如溃疡穿透、与邻近器官、组织粘连，则称为穿透性溃疡或溃疡慢性穿孔；后壁穿孔或穿孔较小而只引起局限性腹膜炎时，称亚急性穿孔。

★ 诊断方法

内镜检查

不论选用纤维胃镜或电子胃镜，均作为确诊消化性溃疡的主要方法。在内镜直视下，消化性溃疡通常呈圆形、椭圆形或线形，边缘锐利，基本光滑，为灰白色或灰黄色苔膜所覆盖，周围黏膜充血、水肿，略隆起。

X 线钡餐检查

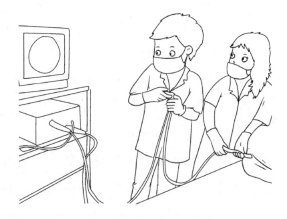

消化性溃疡的主要 X 线征象是壁龛或龛影，由钡悬液填充溃疡的凹陷部分所造成。在正面观，龛影呈圆形或椭圆形，边缘整齐。因溃疡周围的炎性水肿而形成环形透亮区。

幽门螺杆菌感染的检测

幽门螺杆菌感染的检测方法大致分为四类：①直接从胃黏膜组织中检查幽门螺杆菌，包括细菌培养、组织涂片或切片染色镜检细菌；②用尿素酶试验、呼吸试验、胃液尿素氮检测等方法测定胃内尿素酶的活性；③血清学检查抗幽门螺杆菌抗体；④应用聚合酶链反应（PCR）技术测定幽门螺杆菌的DNA。细菌培养是诊断幽门螺杆菌感染最可靠的方法。

胃液分析

正常男性和女性的基础酸排出量（BAO）平均分别为 2.5 和 1.3 毫摩尔/小时，男性和女性十二指肠溃疡病人的 BAO 平均分别为 5.0 和 3.0 毫摩尔/小时。当 BAO>10 毫摩尔/小时，常提示胃泌素瘤的可能。五肽胃泌素按

6 微克/千克注射后，十二指肠溃疡者最大酸排出量（MAO）常超过 40 毫摩尔/小时。由于各种胃病的胃液分析结果，胃酸幅度与正常人有重叠，对溃疡病的诊断仅做参考。

> **温馨提示**
>
> 正常人清晨空腹时，胃液中盐酸排出量称基础酸排出量，为0.5毫克当量/小时，在组胺刺激下，盐酸最大排出量可达20毫克当量/小时。
>
> 最大酸排出量是指胃酸的排出量，胃酸的排出量通常以每小时所分泌的胃酸毫摩尔数表示。
>
> 临床意义如下。
>
> ◆ 溃疡病的诊断与鉴别诊断
>
> 十二指肠溃疡基础酸排出量及高峰酸排出量均增高，基础酸排出量>5毫摩尔/小时有诊断意义。如高峰酸排出量>40毫摩尔/小时，提示出血、穿孔可能性大。单纯性胃溃疡基础酸排出量、高峰酸排出量接近正常。
>
> ◆ 萎缩性胃炎及胃癌诊断
>
> 二者胃酸均明显减低，约1/5胃癌患者为真性胃酸缺乏，胃液pH>7。
>
> ◆ 胃泌素瘤
>
> 基础酸排出量>15毫摩尔/小时，高峰酸排出量>30毫摩尔/小时，基础酸排出量/高峰酸排出量>0.6。

自防

★ 预防方法

坚持长期服药

一般来说，一个疗程要服药 4~6 周，疼痛缓解后还得巩固治疗 1~3 个月，甚至更长时间。

避免精神紧张

消化性溃疡是一种典型的心身疾病，心理因素对其影响很大。长时间精神紧张、焦虑或者情绪激动，易对大脑皮质产生不良的刺激，引起自主神经功能紊乱，不利于食物的消化和溃疡的愈合。保持轻松愉快的心情，是治愈溃疡病的关键。

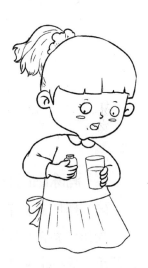

讲究生活规律，注意气候变化

劳累过度会影响食物的消化，还会妨碍溃疡的愈合。要注意休息，生活起居要有规律。溃疡病发作与气候变化有一定的关系，注意气候变化，根据节气冷暖，添减衣被。

注意饮食卫生

过量进食冷饮冷食等刺激性食物，均可导致胃肠消化功能紊乱，不利于溃疡的愈合。注意饮食卫生，规律饮食，饥饱适中，细嚼慢咽，是促进溃疡愈合的良好习惯。

避免服用对胃黏膜有损害的药物

如水杨酸盐（阿司匹林）、非甾体类抗炎药（吲哚美辛等）、激素类

（地塞米松、泼尼松等）及利血平、一些常见的感冒药等，对胃黏膜有刺激作用，可加重胃溃疡的病情，应尽量避免使用。

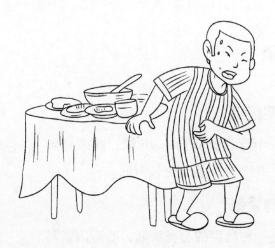

🌐 消除幽门螺杆菌

幽门螺杆菌能释放蛋白酶破坏胃壁的黏液屏障，并能刺激胃酸分泌增加，损伤胃黏膜。故需在医生的指导下用抗生素杀灭现存的幽门螺杆菌，并按照医生要求定期进行复查。

自养

★ 治疗方法

🌐 生活

消化性溃疡属于典型的心身疾病范畴，心理-社会因素对发病起着重要作用，因此乐观的情绪、规律的生活、避免过度紧张与劳累，无论在本病的发作期或缓解期均很重要。当溃疡活动期，症状较重时，卧床休息几天乃至

1~2周。

🍴 饮食

对消化性溃疡病人的饮食持下列观点。

▲ 细嚼慢咽，避免急食，咀嚼可增加唾液分泌，后者能稀释和中和胃酸，并可能具有提高黏膜的屏障作用。

▲ 有规律的定时进食，以维持正常消化活动的节律。

▲ 当急性活动期，以少食多餐为宜，每天进餐4~5次即可，一旦症状得到控制，应鼓励较快恢复到平时的一日三餐。

▲ 饮食应注意营养，但无需规定特殊食谱。

▲ 在急性活动期，应戒烟酒，并避免咖啡、浓茶、浓肉汤和辣椒、酸醋等刺激性调味品或辛辣的饮料，以及损伤胃黏膜的药物。

▲ 饮食不过饱，以防止胃窦部的过度扩张而增加胃泌素的分泌。

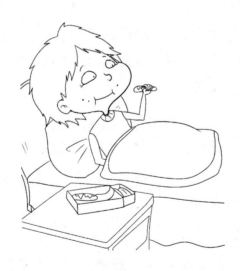

▲ 餐间避免零食，睡前不宜进食。

🍵 镇静

对少数伴有焦虑、紧张、失眠等症状的病人，可短期使用一些镇静药或安定剂。

💧 避免应用致溃疡的药物

应劝阻病人停用诱发或引起溃疡病加重或并发出血的有关药物，包括以下几类。

▲ 水杨酸盐及非甾体类抗炎药（NSAIDs）。

▲ 肾上腺皮质激素。

▲ 利血平等。

如果因风湿病或类风湿病必须用上述药物，应当尽量采用肠溶剂型或小剂量间断应用。同时进行充分的抗酸治疗和加强黏膜保护剂。

★ 食疗

💧 蜂蜜花生奶

花生米适量、牛奶200毫升、蜂蜜30毫升。花生米浸泡30分钟后捣烂，加牛奶煮开待凉，加入蜂蜜。每晚睡前服用，常服不限。补中益气，行气健脾。适用于胃、十二指肠溃疡。

💧 蜂蜜鲜藕

莲藕一节、蜂蜜适量。莲藕洗净，切去一端藕节，注入蜂蜜后盖上，用牙签固定，蒸熟后饮汤吃藕。另取藕一节，切碎后加适量水，煎汤服用。对溃疡病出血者有效，但宜凉服。

💧 桃仁猪肚粥

桃仁（去皮尖）、生地各10克，熟猪肚片、大米各50克，调料适量。将肚片切丝；取二倍水煎，取汁，加猪肚、大米煮为稀粥，待熟时调味服食，每日1剂。可益气活血，化瘀止痛。

★ 防复发

消除有害因素

▲ 避免使用致溃疡药物

应尽量停用非甾体类抗炎药、类固醇激素、促肾上腺皮质激素、利血平等致溃疡药物。如果病人同时患有必须使用这类药物的疾病，应尽量采用肠溶剂型和小剂量间断用药法。整个用药期间应进行充分的抗酸和保护胃黏膜治疗。抗酸治疗甚至持续到停用类固醇激素后 2~3 周。

▲ 合理膳食

应该三餐按时进食，多食诸如面片、面条、粥、豆浆、乳类、豆类、肉类、菜叶等刺激小而易消化的食物，少用辛辣调味品。

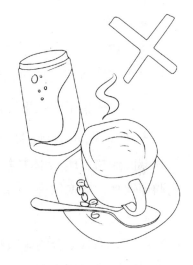

▲ 戒烟酒，减少饮用咖啡、可口可乐等饮料。

▲ 劳逸结合，保证充足睡眠，减少精神应激，解除对消化性溃疡的忧虑。

维持治疗

为了解决消化性溃疡的复发问题，对一些病人可采取药物维持治疗。常用药物为西咪替丁、雷尼替丁、法莫替丁、尼扎替丁、罗沙替丁、硫糖铝等，近年也有用奥美拉唑、兰索拉唑作为维持治疗。目前常用方案有以下方面。

▲ 症状性自我监护治疗

当消化性溃疡复发出现疼痛症状时，服用全量抗溃疡药物至疼痛消失后即停药。本疗法只适用于没有合并症的十二指肠溃疡病人。

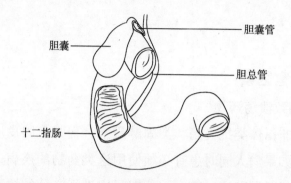

▲ 间歇疗法

在消化性溃疡复发时进行4~8周正规的抗溃疡治疗或在有使溃疡复发的危险因素存在时服药。

▲ 维持疗法

溃疡愈合后，H_2受体拮抗剂的用量减半，进行1~2年的维持治疗。有复发再正规抗溃疡治疗，无复发即停药。

对于消化性溃疡的并发症也应积极预防

▲ 对活动期消化性溃疡病人，应积极进行内科药物治疗，给予抑酸药、抗胆碱能药物、H_2受体拮抗剂、质子泵抑制剂、胃黏膜保护药等。同时要注意调理饮食、劳逸结合、避免精神过度紧张、保暖、预防感染。

▲ 对于良性胃溃疡，进行内科治疗后可服用保护胃黏膜上皮、阻断和降低胃内亚硝基胺复合物等致癌物的维生素C、维生素A和元素硒等制剂，或许对预防胃溃疡癌变有一些帮助。

上消化道出血

消化道出血是临床常见病，常因发病较急而又诊断不清危及病人生命。消化道出血通常分为上消化道出血与下消化道出血。上消化道出血指出血点位于屈氏韧带以上的消化道包括食管、胃及十二指肠等部位的出血。大量出血是指在数小时内失血量超出 1000 毫升或循环血容量的 20%，其主要临床表现为呕血和（或）黑便，往往伴有血容量减少引起的急性周围循环衰竭。这是常见的急症，病死率高达 8%~13.7%。

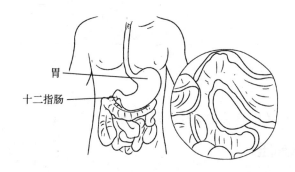

胃
十二指肠

自查

★ 病因

上消化道大量出血的病因很多，常见的有消化性溃疡、急性胃黏膜损害、食管-胃底静脉曲张和胃癌。上消化道大量出血的病因可归纳如下。

食管疾病
食管炎、食管癌、食管损伤等。

胃肠道疾病

▲ 胃十二指肠疾病

消化性溃疡、急性胃炎、慢性胃炎、胃黏膜脱垂、胃癌、急性胃扩张、十二指肠炎、卓-艾综合征、胃手术后病变等。

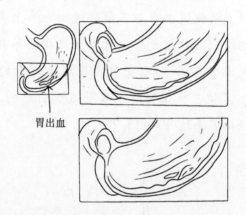

胃出血

▲ 空肠疾病

空肠克罗恩病（旧称克隆病）、胃肠吻合术后空肠溃疡。

门静脉高压

▲ 各种肝硬化失代偿期

▲ 门静脉阻塞

门静脉炎、门静脉血栓形成、门静脉受邻近肿块压迫。

▲ 肝静脉阻塞综合征

胃肠道邻近器官或组织的疾病

▲ 胆道出血

胆管或胆囊结石、胆囊或胆管癌、术后胆总管引流造成的胆道受压坏死、肝癌或肝动脉瘤破入胆道。

▲ 胰腺疾病

累及十二指肠的胰腺癌、急性胰腺炎并发脓肿溃破。

▲ 动脉瘤破入食管、胃或十二指肠，主动脉瘤、肝或脾动脉瘤破裂

▲ 纵隔肿瘤或脓肿破入食管

全身性疾病

▲ 血液病

白血病、血小板减少性紫癜、血友病、弥散性血管内凝血及其他凝血机制障碍。

▲ 尿毒症

▲ 血管性疾病

动脉粥样硬化、过敏性紫癜、遗传性出血性毛细血管扩张、弹性假黄瘤等结节性多动脉炎、系统性红斑狼疮或其他血管炎。

▲ 应激性溃疡、败血症

创伤、烧伤或大手术后，休克，肾上腺皮质激素治疗后，脑血管意外或其他颅脑病变，肺气肿与肺源性心脏病等引起的应激状态。

★ 临床表现

呕血和（或）黑便

呕血和（或）黑便是上消化道出血的特征性表现。出血部位在幽门以上者常有呕血和黑便，在幽门以下者可仅表现为黑便。但是出血量少而速度慢

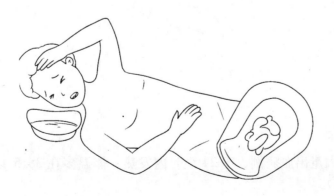

的幽门以上病变可仅见黑便，而出血量大、速度快的幽门以下的病变可因血液反流入胃，引起呕血。

失血性周围循环衰竭

出血量在 400 毫升以内可无症状，出血量中等可引起贫血或进行性贫血、头晕、软弱无力，突然起立可产生晕厥、口渴、肢体冷感及血压偏低等。大量出血达全身血量 30%~50% 即可产生休克，表现为烦躁不安或神志不清、面色苍白、口唇发绀、呼吸困难、血压下降至测不到、脉压缩小及脉搏快而弱等，若处理不当，可导致死亡。

氮质血症

贫血和血象变化

急性大出血后均有失血性贫血，但出血早期，血红蛋白浓度、红细胞计数及血细胞比容可无明显变化，一般需要经 3~4 小时才出现贫血。上消化道大出血 2~5 小时，白细胞计数可明显升高，止血后 2~3 天才恢复正常。但肝硬化和脾功能亢进者，则白细胞计数可不增高。

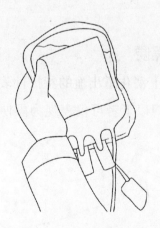

发热

中度或大量出血病例，于 24 小时内发热，体温多在 38.5° 以下，持续数日至 1 周不等。

★ 诊断方法

💡 有引起上消化道出血的原发病，如消化性溃疡、肝硬化、慢性胃炎及应激性病变等。

💡 呕血和（或）黑便。

💡 出血不同程度时可出现相应的表现，轻者可无症状，严重者可发生出血性休克。

💡 发热。

💡 氮质血症。

💡 急诊内镜可发现出血源。

自防

★ 预防方法

💡 应在医生指导下积极治疗原发病，如消化性溃疡及肝硬化等。

💡 生活要有规律。饮食要定时有节，切忌暴饮暴食，忌酒忌烟，不要饮用浓茶和咖啡。

💡 注意药物的使用，应尽量少用或不用对胃有刺激性的药物，如必须使用，应加用保护胃黏膜的药物。

💡 要定期体检，以期发现早期病变，及时治疗，在出现头昏等贫血症状时，应尽早去医院检查。

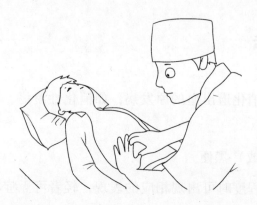

自养

★ 治疗方法

上消化道出血病情急、变化快，严重者危及生命，应采取积极措施进行抢救。抗休克、迅速补充血容量应放在一切医疗措施的首位。

一般急救措施

病人应卧床休息，保持安静。严密监测出血情况与血压、脉搏、呼吸、尿量及神志变化，必要时行中心静脉压测定，对老年病人根据情况进行心电监护。一般出血量不大者不需禁食，可予流质饮食。频繁呕血或疑食管-胃底静脉出血者则需禁食，必要时可留置鼻胃管监测出血情况。

积极补充血容量

是治疗上消化道出血的最重要措施。可选用生理盐水、平衡盐溶液、右旋糖酐或其他血浆代用品。出现下列情况应紧急输血：改变体位时出现晕厥或血压下降；血红蛋白浓度低于70克/升；收缩压低于90毫米汞柱。

⏺ 止血措施

▲ 抑制胃酸分泌，提高胃内 pH 值

研究表明，与其他部位的出血相比，胃肠道黏膜出血时间较长，失血量相对较多，出血停止后可能发生再出血，这除与胃肠道黏膜血液供应丰富有关外，也与胃、十二指肠处于酸性环境而不利于凝血有关。基于上述理由，应用抑制胃酸分泌药物抑制胃酸分泌，提高胃内 pH 值，有利于止血与防止再出血。

▲ 生长抑素的应用

该类药可降低门静脉压力，用于治疗食管–胃底静脉破裂出血，以及其他原因引起的严重上消化道出血。

▲ 三腔二囊管压迫止血

适用于明确是门脉高压食管–胃底静脉曲张破裂而又暂时无条件行内镜治疗者。其止血效果确切，但应注意长时间压迫可引起食管、胃底黏膜糜烂，拔管后容易再出血。

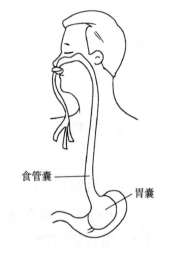

食管囊

胃囊

▲ 内镜下止血

对于食管静脉曲张破裂出血者，可在内镜直视下注射硬化剂止血或行橡皮圈套扎术，对胃底静脉曲张破裂出血者，可行组织胶注射止血。对消化性溃疡出血者，则可行热凝固法止血（高频电灼、热探头凝固或微波直接止血）。也可在出血部位附近直接注射高渗盐水或 1∶1000 肾上腺素溶液，以达到止血的目的。

▲ 外科手术

治疗指征：经积极内科治疗 24 小时后仍有活动性出血者；严重出血经内科积极治疗后仍不止血，血压难以维持正常，或血压虽已正常，但又再次大出血；既往曾有多次大出血，间隔时间较短后又再次出血者；合并幽门梗阻、穿孔或疑有癌变者；门脉高压引起的食管-胃底静脉曲张破裂出血者，一般认为无黄疸、腹水，血清白蛋白浓度 30 克/升以上，转氨酶正常或接近正常，经内科积极治疗无效者，可考虑手术治疗。

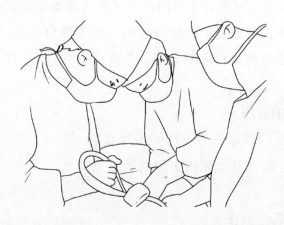

★ 食疗

红烧龟肉

250~500 克重乌龟 1 只，葱、姜、冰糖适量。乌龟去头和内脏，洗净，切块。先以素油煸炒，加姜、葱、冰糖等调料，然后再烹酱油、黄酒，加水适量，以小火煨炖，直至煮烂即可。具有益阴补血功效，适用于便血之阴虚者。

藕粉糕

藕粉、糯米粉、白糖各 25 克。藕粉、糯米粉、白糖以水和成面团，入笼蒸熟，任意煮食或煎食均可。具有补中益气、凉血止血之效，适用于气虚血滞者。

甜咸小白菜汁

小白菜 250 克，食盐、白糖少许。小白菜洗净、切碎，以食盐腌拌 10 分钟，用清洁纱布绞取汁液，加白糖适量。一日三次，空腹饮用。具有温胃制酸、凉血止血之功，适用于胃、十二指肠溃疡出血。

☙ 三七藕蛋羹

鲜藕汁 1 小杯，三七粉 5 克，生鸡蛋 1 个。鲜藕汁加水适量煮沸，三七粉与生鸡蛋调匀入沸汤中，加少量油盐。每日两餐佐食用。凉血化瘀，治胃热出血。

☙ 酒炖鳗鱼

鳗鱼 500 克，黄酒 500 毫升。鳗鱼去鳃及内脏，洗净，放入锅中加黄酒、水适量，小火煮至熟烂。少加食盐、蘸醋食用。具有补虚劳、退虚热之效，适用于阴虚内热血便者。

★ 防复发

消化道出血的病人应掌握以下几点。

☙ 定时进食，少量多餐

这不仅能减轻胃的负担，避免不利因素，还可有规律地使胃内经常保持食物的存在，起到稀释胃液，利于溃疡面愈合的作用。

☙ 多加咀嚼，避免进食过快

最好每口食物咀嚼 20 次以上，这样可增加唾液分泌，利于消化吸收。

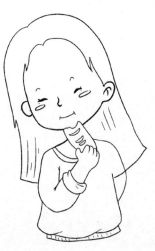

☙ 食物温软，易于消化

避免摄入过冷过热或粗糙食物，以减少对溃疡面的物理性刺激。

☙ 富于营养，保证热卡

饮食中应以蛋白质与脂肪为主。以摄入牛奶

为宜，在补充热卡的同时，可减少胃酸分泌和抑制胃蠕动，有利于溃疡愈合。同时要注意补充丰富的 B 族维生素及维生素 C。

避免刺激性饮食，减少胃酸分泌

如酒类、浓茶、咖啡、辣椒、醋及油炸食物等。

功能性消化不良

功能性消化不良，是指具有上腹痛、上腹胀、早饱、嗳气、食欲不振、恶心、呕吐等不适症状，经检查排除引起这些症状的器质疾病的一组临床综合征，症状可持续或反复发作，病程一般规定为超过 6 个月，近 3 个月症状持续，功能性消化不良是临床上最常见的一种功能性胃肠病。功能性消化不良不仅影响病人的生活质量，而且导致花费相当高的医疗费用，因此已逐渐成为现代社会中一个主要的医疗保健问题。

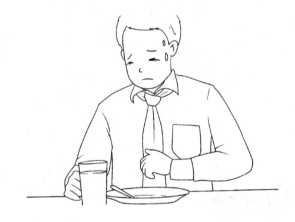

自查

★ 病因

功能性消化不良发病的确切病因学尚不十分清楚，可能是多因素参与和失调，同时个体因素也有很大的差异。

胃酸

有关功能性消化不良与胃酸分泌相关性的研究，并未发现功能性消化不良与胃酸分泌的高低有确切的相关性。

慢性胃炎和十二指肠炎

有50%～80%的功能性消化不良病人伴有慢性胃炎，20%病人伴有十二指肠球炎。

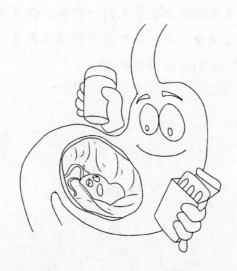

胃肠运动功能障碍

20%～50%病人有消化道运动功能障碍，涉及食管、胃、肠和胆道等功能异常，特别是胃的运动功能障碍被认为是功能性消化不良发病的重要病理生理机制。

精神、心理因素和应激

通过问卷调查研究发现，功能性消化不良病人在个性异常、焦虑、抑郁、疑病等积分高于正常对照和十二指肠溃疡病人。

社会环境因素

研究表明，居住闹市区、吸烟、饮酒、生活作息无规律、工作压力大、失眠、经历痛苦事件、对生活环境和收入不满等因素可增加功能性消化不良的发病率。

★ 临床表现

上腹痛为常见症状，部分病人以上腹痛为主要症状，伴或不伴有其他上腹部症状。上腹痛多无规律性，在部分病人上腹痛与进食有关，表现为饥饿痛、进食后缓解，或表现为餐后半小时至三小时之间腹痛持续存在。

早饱、腹胀、嗳气亦为常见症状，可单独或以一组症状出现，伴或不伴有腹痛。早饱是指有饥饿感，但进食后不久即有饱感，致摄入食物明显减少。上腹胀多发生于餐后，或呈持续性，进餐后加重。早饱和上腹胀常伴有嗳气。恶心、呕吐并不常见，往往发生在胃排空明显延迟的病人，呕吐多为当餐胃内容物。

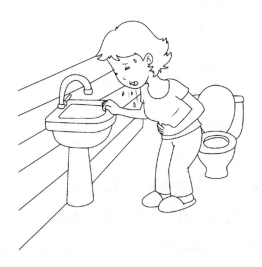

不少病人同时伴有失眠、焦虑、抑郁、头痛、注意力不集中等精神症状，这些症状在部分病人与"恐癌"心理有关。

常以某一个或某一组症状为主，在病程中症状也可发生变化。起病多缓慢，病程常经年累月，呈持续性或反复发作，不少病人有饮食、精神等诱发因素。

★ 诊断方法

有上腹痛、腹胀、早饱、嗳气、恶心、呕吐等上腹不适症状，罗马Ⅲ标准规定病程超过 6 个月，近 3 个月症状持续。

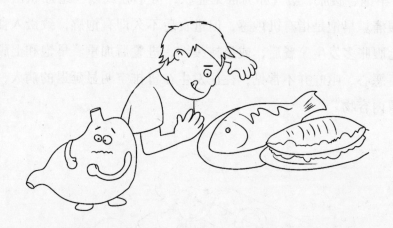

内镜检查未发现胃及十二指肠溃疡、糜烂、肿瘤等器质性病变，未发现食管炎，也无上述疾病病史。

实验室 B 超、X 线检查排除肝胆胰疾病。

无糖尿病、肾脏病、结缔组织病及精神病。

无腹部手术史。对科研病例选择还需将伴有肠易激综合征者除外，以免影响研究的可比性；经定期随访未发现新的器质性病变，随访时间 1 年以上。

自防

★ 预防方法

功能性消化不良应避免一切可能的诱因。

🕐 调整饮食结构，避免过饱。

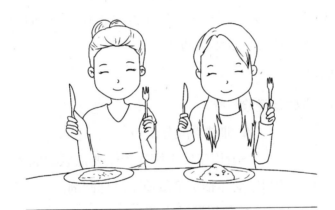

🕐 服用甲氧氯普胺，甲氧氯普胺是一种多巴胺受体拮抗剂，促进胃肠动力。

🕐 调节内脏神经感觉。

🕐 酌情根除幽门螺杆菌。

🕐 适当使用微生态制剂（是利用正常微生物或促进微生物生长的物质制成的活的微生物制剂）与消化酶。

🕐 抗抑郁药物治疗。

🕐 加强联合治疗措施。

自养

★ 治疗方法

主要是对症治疗，遵循综合治疗和个体化治疗的原则。

😷 一般治疗

建立良好的生活习惯，避免烟、酒及服用非甾体抗炎药。无特殊食谱，避免个人生活经历中诱发症状的食物。注意根据病人不同特点进行心理治疗。失眠、焦虑者可适当予以镇静药。

😷 药物治疗

无特效药，主要是经验治疗。

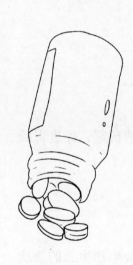

▲ 抑制胃酸分泌药

一般用于以上腹痛为主要症状的病人，可选择性地用 H_2 受体拮抗剂或质子泵抑制剂。

▲ 促胃肠动力药

一般适用于上腹胀、早饱、嗳气为主要症状的病人。选择性地服用多潘立酮、依托必利等。

▲ 根除幽门螺杆菌治疗

对小部分有幽门螺杆菌感染的功能性消化不良（FD）病人可能有效，对于症状严重者可试用。

▲ 抗抑郁药

上述治疗疗效欠佳而伴随精神症状明显者可试用，常用的有三环类抗抑郁药；选择性抑制5-羟色胺再摄取剂，氟哌噻吨美利曲辛片等，宜从小剂量开始，注意药物的不良反应。建议在专科医生指导下服用。

▲ 其他

可用黏膜保护剂，如氢氧化铝凝胶、铋剂、硫糖铝、麦滋林-S 等。

★ 食疗

两米粥

功能为健脾和胃，滋阴生津。大米含人体所必需的淀粉、蛋白质、脂肪、维生素等物质，其味甘、性平，有健脾胃、补中气、养阴生津等作用。小米含蛋白质及脂肪较多，有健脾和胃、益肾等作用。二米成粥，常食之可防治小儿消化不良。

粟米山药粥

功能为补脾益气，安神滋阴。粟米有补益脾胃、清热安神之功；山药健脾胃、补气阴、利尿益肾。经常食用能防治小儿消化不良。

小米香菇粥

功能为健脾和胃，消食化积。小米健脾胃；鸡内金能助消化；香菇有健脾胃、助食作用。此粥大益胃气，开胃助食，常食可防治小儿消化不良。

山楂饼

功能为健脾导滞，和胃助食。山楂含大量维生素 C 和酸性物质，可促进胃液分泌，增加胃中酶类，从而助消化。

胡萝卜汤

功能为健脾消食，下气和中。胡萝卜富含维生素，尤其胡萝卜素 A 的含量特别多，还含有较多的维生素 B_2、叶酸等，被称为"平民人参"。其味甘、性平，有健脾化滞、润燥明目等功效，可治小儿脾胃虚弱所致的消化不良。

普洱茶粥

陈年普洱茶 12 克，大米 100 克。先将普洱茶块加清水煮，取茶汁，然后将茶汁与大米同放粥锅内煮粥。功能为消食除胀。本粥对过食油腻、食滞不消者尤为适宜。

🕐 保和粥

山楂、神曲、陈皮各 5 克，麦芽 30 克，茯苓、法半夏、连翘各 10 克，大米 100 克，砂糖适量。先将上述各种药物煎取药汁，然后将药汁与大米放粥锅内煮粥，粥熟后加入少量砂糖调味即可。功能为健脾胃、消食积。本粥对食积停滞，肉积不消者尤为适宜。

🕐 曲末粥

神曲 15 克，大米 50 克。先将神曲捣碎，加水煎取药汁。然后把药汁与大米同放粥锅内煮粥，温热食用。功能为健脾胃、助消化。本粥对食积难消、嗳腐吞酸者尤为适宜。

★ 防复发

🕐 忌烈酒、辣椒、胡椒等辛辣刺激的食物。

🕐 以五谷杂粮为主，多吃蔬菜水果，少吃肉。

🕐 若是其他疾病导致的消化不良，应先消除其他诱因，防止反复发作。

胃　癌

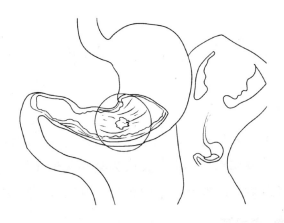

　　胃癌是胃黏膜上皮细胞来源的恶性肿瘤，世界上胃癌发病率约 17.6/10 万，在我国不少地区属最常见的恶性肿瘤。男性居多，男女病人比例为（2~3）：1。发病年龄多在 40 岁以上。临床将胃癌分为早期胃癌和进展期胃癌。幽门螺杆菌是胃癌发生的重要危险因子和启动因子。

恶性肿瘤死亡率

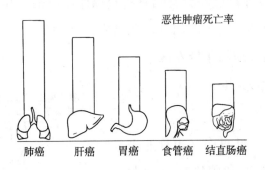

肺癌　　肝癌　　胃癌　　食管癌　结直肠癌

自查

★ 病因

胃癌的病因尚不清楚，多数学者认为与多种因素有关，但一般认为可能与下述因素有关。

❂ 环境因素

环境因素与胃癌的发生有密切关系。一般认为寒冷潮湿地区、泥炭土壤及石棉矿地区的居民发病率高；也有人认为某些化学元素及微量元素比例失调与胃癌发生有关，胃癌高发区水土中含硒、镍、钴、铜较高。

❂ 生活与饮食习惯

饮食与胃癌发病的关系甚为密切。有的调查认为，日本为胃癌的高发地区，但定居美国的日本后裔，习惯于美国人的生活习俗后，胃癌的发病率显著下降，说明生活和饮食习惯对胃癌的发病有较大的影响。

❂ 亚硝胺类化合物

自1956年发现亚硝胺类化合物具有致癌作用以来，其与胃癌的关系已受到普遍的重视。尤其是近年来调查发现高发区居民的饮水及粮食内硝酸盐及亚硝酸盐的含量明显地高于低发区。

❂ 癌前病变

▲ 息肉

胃息肉分为增生性息肉（也称非瘤型或无间变性息肉）和腺瘤样息肉两种。前者是在慢性炎症的基础上以胃黏膜上皮增生为主的炎性病变，很少恶

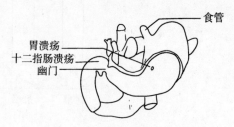

食管
胃溃疡
十二指肠溃疡
幽门

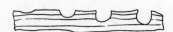

变；后者多继发于胃黏膜的肠腺上皮化生，具有癌变的潜在危险，恶变后多为肠型胃癌。

▲ 胃溃疡

胃溃疡与胃癌的发生有一定关系，是一公认的事实。

▲ 萎缩性胃炎

萎缩性胃炎以及常伴有的肠上皮化生与胃癌发生的关系较胃溃疡更为密切。大量的调查资料发现胃癌的高发区，萎缩性胃炎的发病率也较高；而且萎缩性胃炎及肠化生的部位与胃癌的好发部位也一致。

霉菌毒素

通过流行病学调查，发现我国胃癌高发区粮食及食品的霉菌污染相当严重。胃癌高发区慢性胃病病人空腹胃液霉菌的检出率也明显高于胃癌低发区。

遗传

有研究曾发现一个有胃癌家族史的家庭，其家族成员的胃癌发病率为一般人群的 2~4 倍，表明遗传与胃癌有密切关系。

★ 分类

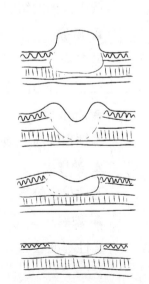

胃癌的发生部位

可发生于胃的任何部位，半数以上发生于胃窦部、胃小弯及前后壁，其次在贲门部，胃体区相对较少。

具体形态分型

▲ 早期胃癌

不论范围大小，早期病变仅限于黏膜及黏膜下层。可分隆起型（息肉型）、浅表型（胃炎型）和凹陷型（溃疡型）三型。

▲ 中晚期胃癌

也称进展型胃癌，癌性病变侵及肌层或全层，常有转移。

（1）肿瘤型（或息肉样型） 约占晚期胃癌的1/4，癌肿局限，主要向腔内生长。

（2）溃疡局限型 约占晚期胃癌的1/4。又分为局限溃疡型和浸润溃疡型，前者的特征为癌肿局限，呈盘状，中央坏死。浸润溃疡型的特征为癌肿呈浸润性生长，常形成明显向周围及深部浸润的肿块，中央坏死形成溃疡，常较早侵及浆膜或发生淋巴结转移。

（3）浸润型 此型也分为两种，一种为溃疡浸润型，癌组织浸润胃壁各层，多限于胃窦部。另一种是弥漫浸润型，又称皮革胃，癌组织在黏膜下扩展，侵及各层，使胃腔变小，胃壁厚而僵硬。

（4）混合型 同时并存上述类型的两种或两种以上病变者。

（5）多发癌 癌组织呈多灶性，互不相连。如在萎缩性胃炎基础上发生的胃癌即可能属于此型，且多在胃体上部。

组织学分类

按照胃癌的组织学特征，分为4类。

▲ 腺癌

最多见，分化好，恶性程度低，转移较晚，预后较好。根据腺癌细胞的分化程度，分为高分化腺癌、中分化腺癌、低分化腺癌。

▲ 黏液癌

恶性程度高，预后较差。

▲ 髓样癌

恶性程度较高，常较早侵入深层。

▲ 硬癌

恶性程度较高。

★ 临床表现

早期胃癌临床表现

早期胃癌多无明显症状。随着病情发展，胃的功能和周身状况逐渐发生改变，及至一定程度才出现自觉症状。这些症状常无特异性，可时隐时现，可长期存在。如上腹胀痛、钝痛、隐痛、恶心、食欲不振、嗳气和消瘦等。

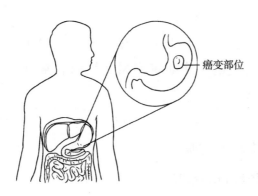

癌变部位

进展期胃癌临床表现

胃癌病变由小到大，由浅到深，由无转移至有转移是一个渐进性过程，因此早期、进展期乃至晚期之间并无明显界限。根据国内资料的统计进展期胃癌常见的症状如下。

▲ 上腹胀痛

是胃癌最常见的症状。开始较轻微，逐渐加重，可以为隐痛、钝痛；部分可以有节律性疼痛，尤其胃窦部癌更明显，甚至进食或服药可缓解；老年人痛觉迟钝，多以腹胀为主诉。

当胃癌侵及胰腺或横结肠系膜时，疼痛可呈持续性剧痛，向腰背放射。极少数癌性溃疡穿孔的病人也可出现腹部剧痛和腹膜刺激征。

▲ 食欲减退和消瘦

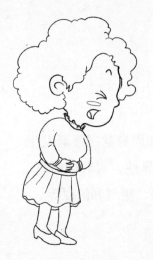

是胃癌次常见症状，往往是进行性加重，逐渐出现乏力、贫血、营养不良的表现，晚期出现恶病质。

▲ 恶心呕吐

也是较常见的症状之一，早期即可发生。胃窦部癌也可出现幽门梗阻的症状。

▲ 呕血和黑便

胃癌病人经常有小量出血，多表现为大便潜血阳性，部分可出现间断性黑便，但也有以大量呕血而就诊者。

▲ 腹泻

可能与胃酸过低有关，大便可呈糊状甚而可有五更泻。晚期胃癌累及结肠时常可引起腹泻、鲜血便等。

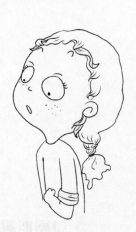

▲ 咽下困难

贲门癌病人常有咽下困难。

🌐 中晚期胃癌临床表现

多数上腹压痛明显。部分病人腹部可触及肿块，质硬，表面不平滑，有触痛，尤其患胃窦部癌的消瘦病人更易发现上腹部包块、直肠前隐窝肿物、脐部肿块。发现左锁骨上淋巴结肿大，左腋下淋巴结肿大，腹水等时常提示已有远处转移。并常因转移部位不同而出现相应体征，而使临床表现非常复杂。如肝转移可出现肝大、黄疸等，卵巢转移可发现卵巢肿大及大量腹水，肺转移可有呼吸困难等。

★ 诊断方法

🌐 X 线钡餐检查

数字化 X 线胃肠造影技术的应用，目前仍为诊断胃癌的常用方法。常采

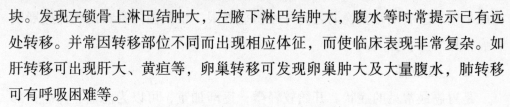

用气钡双重造影，通过黏膜相和充盈相的观察作出诊断。早期胃癌的主要改变为黏膜相异常，进展期胃癌的形态与胃癌大体分型基本一致。

纤维胃镜检查

直接观察胃黏膜病变的部位和范围，并可获取病变组织作病理学检查，是诊断胃癌的最有效方法。采用带超声探头的纤维胃镜，对病变区域进行超声探测成像，有助于了解肿瘤浸润深度以及周围脏器和淋巴结有无侵犯和转移。

腹部超声

在胃癌诊断中，腹部超声主要用于观察胃的邻近脏器（特别是肝、胰）受浸润及淋巴结转移的情况。

螺旋 CT 与正电子发射成像检查

多排螺旋 CT 扫描结合三维立体重建和模拟内腔镜技术，是一种新型无创检查手段，有助于胃癌的诊断和术前临床分期。利用胃癌组织对于氟代脱氧-D-葡萄糖（FDG）的亲和性，采用正电子发射成像技术（PET）可以判断淋巴结与远处转移病灶情况，准确性较高。

自防

★ 预防方法

不吃或少吃含有亚硝胺类物质的食物如咸鱼、香肠及酸菜等。

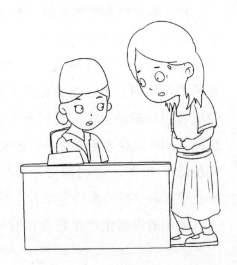

多吃新鲜蔬菜，避免多吃过度刺激性饮食。节制烟酒，定时饮食。饮食适度，防止暴饮暴食，以减少胃炎和胃溃疡的发生。

积极治疗萎缩性胃炎、胃溃疡等

疾病，并应定期复查。

    一经确诊为多发性息肉或直径大于 2 厘米的单发性息肉，应及时采取手术治疗。

    对有柏油样便者，无论有无胃部症状，都应该到医院做进一步检查。

自养

★ 治疗方法

手术治疗

▲ 根治性手术

原则为整块切除包括癌灶和可能受浸润胃壁在内的胃的部分或全部，按临床分期标准整块清除胃周围的淋巴结，重建消化道。

▲ 姑息性手术

原发灶无法切除，为了减轻由于梗阻、穿孔、出血等并发症引起的症状而作的手术，如胃空肠吻合术、空肠造口、穿孔修补术等。

化疗

用于根治性手术的术前、术中和术后，延长生存期。晚期胃癌病人采用适量化疗，能减缓肿瘤的发展速度，改善症状，有一定的近期效果。早期胃癌根治术后原则上不必辅助化疗，有下列情况者应行辅助化疗：病理类型恶性程度高；癌灶直径大于 5 厘米；多发癌灶；年龄低于 40 岁。进展期胃癌根治术后、姑息手术后、根治术后复发者需要化疗。

常用的胃癌化疗给药途径有口服给

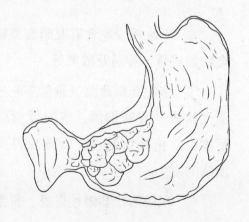

药、静脉、腹膜腔给药、动脉插管区域灌注给药等。常用的口服化疗药有替加氟、优福定、氟铁龙等。常用的静脉化疗药有氟尿嘧啶、丝裂霉素、顺铂、阿霉素、依托泊苷、甲酰四氢叶酸钙等。近年来紫杉醇、草酸铂、拓扑酶抑制剂、卡培他滨等新的化疗药物用于胃癌。

其他治疗

包括放疗、热疗、免疫治疗、中医中药治疗等。胃癌的免疫治疗包括非特异生物反应调节剂如卡介苗、香菇多糖等；细胞因子如白介素、干扰素、肿瘤坏死因子等；以及过继性免疫治疗如淋巴细胞激活后杀伤细胞（IAK）、肿瘤浸润淋巴细胞（TIL）等的临床应用。抗血管形成基因是研究较多的基因治疗方法，可能在胃癌的治疗中发挥作用。

★ 食疗

蔗姜饮

甘蔗、生姜各适量。取甘蔗榨汁半杯，生姜汁1匙和匀，炖即成。每周2次，炖温后服用，具有和中健胃作用，适宜胃癌初期用。

红糖煲豆腐

豆腐100克，红糖60克，清水1碗，红糖用清水冲开，加入豆腐，煮10分钟后即成。经常服食，具有和胃止血之功效，吐血明显者可选用此食疗方治疗。

陈皮红枣饮

陈皮1块，红枣3枚。红枣去核与陈皮共煎水即成。每日1次，此食疗方行气健脾、降逆止呕，适用于虚寒呕吐。

莱菔粥

莱菔子30克，粳米适量。先将莱菔子炒熟后，与粳米共煮成粥。每日1次，早餐服食，此药方消积除胀，腹胀明显者可选用。

陈皮瘦肉粥

陈皮9克，乌贼鱼骨12克，猪瘦肉50克，粳米适量。用陈皮、鱼骨与米煮粥，煮熟后去陈皮和乌贼骨，加入瘦肉片再煮，食盐少许调味食用。每日2次，早、晚餐服用，此食疗粥降逆止呕，健脾顺气，腹胀者可首选此膳。

莴苣大枣饼

莴苣250克，大枣250克，面粉500克。将莴苣切碎，大枣煮熟去核，与面粉混合后做饼即成。当点心服用，具有健脾益胃、燥湿利水作用，大便稀薄或腹泻者可选用。

芡实六珍糕

芡实、山药、茯苓、莲肉、薏米仁、扁豆各30克，米粉500克。将上述全部加工成粉末与米粉和匀即成。每日2次或3次，每次6克，加糖调味，开水冲服，也可做糕点食用，此方健脾，止泻效果良好。

桂圆花生汤

花生连红衣250克，大枣5枚，桂圆肉12克。大枣去核，与花生、桂圆一起加水煮熟即可。每日1次，有养血补脾之功效，贫血明显者可用此方。

乌梅粥

乌梅20克，粳米100克，冰糖适量。先将乌梅煎取浓汁去渣，入粳米煮成粥，粥熟后加少许冰糖，再稍煮即可。每日1次，此方有收涩止血作用。

麻仁粥

芝麻、桃仁各20克，粳米80克。用芝麻、桃仁和糯米共同煮粥即成。隔日1次，有润肠通便之功效，大便干燥秘结者可用此粥。

芝麻粥

芝麻6克，粳米30克，蜂蜜适量。将芝麻炒香待米煮粥即将熟时加放，再加蜂蜜调匀即成。每日1次，此药膳补血润肠。

鱼肚酥

鱼肚（大黄鱼、鲤鱼、黄唇鱼、鳗鱼的鳔均可作原料），芝麻油。鱼肚用芝麻油炸酥，压碎即成。每日 3 次，每次 10 克，用温开水送服。此药膳补肾益精、滋养筋脉、止血散淤消肿。

健胃防癌茶

向日葵杆蕊或向日葵盘 30 克。用上述原料煎汤即成。煎汤代茶，长期饮用，有防癌抗癌、消炎之功效。胃癌术后吻合口有炎症者可选此膳。

当归牛筋汤

牛蹄筋 100 克，全当归 15 克，红丹参 30 克，香菇 50 克，火腿 20 克，生姜 12 克，料酒 10 克，葱段、食盐、味精、猪油等调料各适量。将牛蹄筋用温水洗净，放入碱，在炉上焖煮片刻，捞出洗去油污，切成段状备用，香菇用清水泡发后洗净，葱切成段，生姜切成片，全当归、红丹参放入纱布袋中，扎紧口，与牛蹄筋、香菇、火腿、葱段、生姜片、食盐、猪油等一同放入砂锅中，加适量清水同炖，先用武火煮沸后，再用文火慢炖，待蹄筋烂熟后，取出药袋，加入味精等调味即成。隔日 1 剂，分 2 次服食，连续服食 3~5 剂。益气养血，消瘀通络。

黄芪猴头汤

猴头菌 150 克，黄芪 30 克，嫩鸡肉 250 克，小白菜心 100 克，葱、姜、绍酒、胡椒粉、油、盐等调味料各适量。温水发猴头，削去底部，洗净，切厚片，猴头浸出液沉淀，滤渣备用。鸡肉切片。先将鸡肉、黄芪、葱、姜入油锅煸炒后，入盐、酒、汤及猴头片，共武火煮沸，文火炖 1 小时以后，入小白菜心及胡椒粉，即可出锅，每日分 2 次服用。补气养血，消肿利尿。

鳝鱼参归汤

黄鳝 500 克，全当归 15 克，党参 12 克，料酒 10 克，生姜 12 克，大蒜、醋、食盐、酱油、葱段、味精、胡椒粉各适量。将黄鳝部背脊后，去骨、内脏、头、尾，切成丝备用，生姜洗净切成丝，党参、全当归装入纱布袋内，扎紧口备用。将中药袋、鳝鱼丝及调料等一并放入砂锅内，加清水适量，先用武火煮沸后，去掉浮沫，再用文火煎熬 1 小时，取出药袋不用，至熟烂后，加入食盐及调味品等调味后即可食用。吃鱼喝汤，可佐餐服食，连续服食5~7日。补益气血，强身健体。

★ 防复发

胃切除术后，使部分病人不能保持原有体重，由于创伤或不能正常进食，使体内蛋白质、脂肪等消耗，致使体重下降，还可发生一些维生素缺乏病及胃切除术后的并发症。

胃癌病人在化疗期间以及术后的护理对病人的康复起着至关重要的作用，应着重注意以下事项。

供给易消化吸收的蛋白质食物，如牛奶、鸡蛋、鱼类、豆制品等，可提高机体抗癌力。其中牛奶和鸡蛋可改善放疗后蛋白质紊乱。

进食适量糖类，补充热量。大剂量放射治疗病人，可使其体内的糖代谢遭到破坏，糖原急剧下降，血液中乳酸增多，不能再利用；而且胰岛素功能不足加重。所以补充葡萄糖的效果较好，另外宜多吃蜂蜜、米、面、马铃薯等含糖丰富的食物以补充热量。

多吃有抗癌作用的食物，如甲鱼、蘑菇、黑木耳、大蒜、海藻、芥菜及蜂王浆等食物。

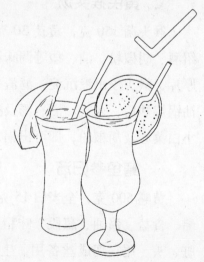

放疗和化疗的病人一般宜进食凉食、冷饮，但有寒感的病人，则宜进食热性食物。

饮食多样化，注意色、香、味、形，

促进病人食欲；烹调食物多采用蒸、煮、炖的方法，忌食难消化的食品，禁饮酒。

维生素 A 和维生素 C 有阻止细胞恶变和扩散，增加上皮细胞稳定性的作用，维生素 C 还可防止放射损伤的一般症状，并可使白细胞水平上升；维生素 E 能促进细胞分裂，延迟细胞衰老；维生素 B_1 可促进病人食欲，减轻放射治疗引起的症状。因此，应多吃含上述维生素丰富的食物，如新鲜蔬菜、水果、芝麻油、谷类、豆类以及动物内脏等。

贲门失弛缓症

贲门失弛缓症又称贲门痉挛、巨食管，是食管壁间神经丛的节细胞数量减少，甚至消失，可累及整个胸段食管，但以食管中下部最为明显。国内文献中常用的名称有贲门痉挛和贲门失弛缓症。其主要特征是食管缺乏蠕动、食管下括约肌（LES）高压和对吞咽动作的松弛反应减弱。临床表现为咽下困难、食物反流和食管下段胸骨后不适或疼痛。本病为一种少见病（估计每10万人中仅约1人发病），可发生于任何年龄，但最常见于20~39岁的年龄组。儿童很少发病，男女发病大致相等，较多见于欧洲和北美。该病治疗不及时有潜在发生食管癌的危险。

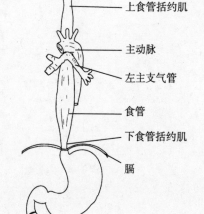

上食管括约肌

主动脉

左主支气管

食管

下食管括约肌

膈

自查

★ 病因

本病的病因尚不清楚。有人认为病毒感染、毒素、营养缺乏及局部炎症可能是本病的病因，但在迷走神经和壁内神经丛的电镜检查中未能发现病毒颗粒，不支持病毒感染学说。某些患儿有家族病史，提示发病与基因有关。临床研究发现，精神顾虑可使患儿症状加重，考虑是否由于精神刺激引起皮质神经功能障碍，导致中枢及自主神经功能紊乱而发病。

★ 临床表现

主要症状有吞咽困难、反流呕吐、胸部不适或疼痛。大多数病人来就医前很长时间就有症状，从几天至多年不等。症状开始时可能不明显并缓慢进展，亦可突然发生，偶可无症状，仅在胸部常规 X 线检查及检查呼吸道时偶然发现。

吞咽困难

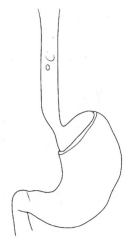

最常见的症状是吞咽固体及流质食物困难。开始时，症状间歇发作，逐日有变化，情绪紧张、快速进食或饮食的冷热可使症状加重。以后每餐甚至每次吞咽时均可出现吞咽困难。病人可自行做不同动作而解除吞咽困难，如大量喝水、用力咽空气或站着进食等。症状有间歇期。病人因进食困难造成心理障碍，只愿单独进食。

反流呕吐

比咽下困难发生较晚，常在进餐中、餐后或卧位时发生。发病早期在进餐中或每次进餐后反流呕吐出少量刚吃进的食物，这可解除病人食管阻塞感觉，随疾病的进展，食管容量亦有增加，反流呕吐次数很快减少。反流出大量未经消化及几天前有臭味的食物。当食管扩大明显时，可容纳大量食物及液体，病人仰卧位时即有反流呕吐。尤其是夜间反流呕吐时可发生阵发性咳嗽及支气管误吸（胃内容物受重力作用或因腹内受压、胃内压增高，导致胃内容物逆流进入咽喉腔及气管内），发生呼吸道并发症，如肺炎、肺脓肿及支气管扩张等。在老年人中更易发生，反流内容物有血时，医生应警惕并发癌的可能。

胸部不适或疼痛

为严重自发性胸骨下疼痛，可向下颌、肩及臂放射，持续几分钟至几小时，常发生于疾病早期，尤其是严重失弛缓症病人，并不一定与进食有关。测压检查发现有高振幅收缩，可能是与食管肌发生痉挛有关。有些疼痛可因进食太快或食物卡在食管下括约肌时发生。对长期患病食管扩张已呈 S 状的疼痛症状就不大明显。

体重下降及贫血

均因吞咽困难而影响进食，并与进食的质及量有关，可发生于疾病的任何时期，但很少因饥饿而发生死亡者。营养不良还可出现维生素缺乏症及贫血。

★ 诊断方法

胃镜检查

在胃镜下贲门失弛缓症表现特点：食管内可见残留大量的积食，且食管黏膜暗淡无光泽，黏膜水肿增厚；食管体部扩张，并有不同程度扭曲变形；管壁可呈节段性收缩环；贲门狭窄程度不等，直至完全闭锁不能通过。

食管动力学检测

贲门失弛缓症患者的食管下段括约肌高压区的压力常为正常人的两倍以上，且吞咽时食管括约肌压力减小。食管蠕动波振幅小、无规律。有的患者可发生食管收缩增强，并可引起胸骨后剧烈疼痛。

食管钡餐 X 线造影

吞钡检查可见食管扩张，食管末端狭窄，呈鸟嘴状，食管蠕动减弱，狭窄部黏膜光滑。

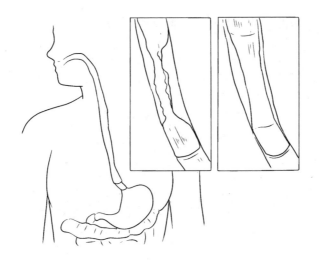

★ 预防方法

首先是饮食方面

平时生活中要多爱护自己的食管，每顿饭不要吃得太饱，最好是少食多餐，每餐尽量保持在只吃七分饱。

保持良好的日常习惯

如果在吃饭的时候觉得吞咽困难，可以深吸气之后屏气，然后再用力呼气，这样可以促进食物的流动，达到通畅食管的目的。

每次吃东西之后喝水冲洗食管

每次吃完食物后食管里面都会有很多残留物，用水冲下去，这样可以保持食管的清洁。

自养

★ 治疗方法

贲门失弛缓症治疗的目的在于降低食管下括约肌压力，使食管下段松弛，从而解除功能性梗阻，使食物顺利进入胃内。

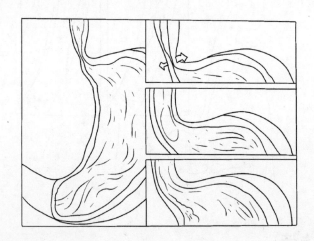

保守治疗

对轻度病人应解释病情，安定情绪，少食多餐，细嚼慢咽，并服用镇静解痉药物，如钙通道阻断剂硝苯地平等，部分病人症状可缓解。为防止睡眠时食物溢流入呼吸道，可用高枕或垫高床头。

内镜治疗

近年来，随着微创观念的深入，新的医疗技术及设备不断涌现，内镜下治疗贲门失弛缓症得到广泛应用，并取得很多新进展。传统内镜治疗手段主要包括内镜下球囊扩张和支架植入治疗、镜下注射 A 型肉毒杆菌毒素以及内镜下微波切开及硬化剂注射治疗等。

手术治疗

▲ 对中、重度及传统内镜下治疗效果不佳的病人应行手术治疗。贲门肌层切开术（Heller 手术）仍是目前最常用的术式。可经胸或经腹手术，也可在胸腔镜或者腹腔镜下完成。远期并发症主要是反流性食管炎，因而有不少人主张附加抗反流手术，如胃底包绕食管末端 360 度（Nissen 手术）、270 度（Belsey 手术）、180 度（Hill 手术）或将胃底缝合在食管腹段和前壁（Dor

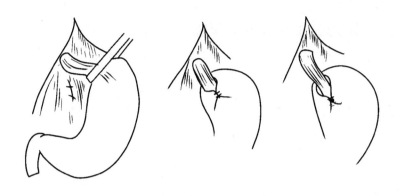

手术)。

　　▲ 经口内镜下肌切开术（POEM）治疗贲门失弛缓症，取得了良好的效果。经口内镜下肌切开术手术无皮肤切口，通过内镜下贲门环形肌层切开，最大限度地恢复食管的生理功能并减少手术的并发症，术后早期即可进食，95％的病人术后吞咽困难得到缓解，且反流性食管炎发生率低。由于经口内镜下肌切开术手术时间短，创伤小，恢复特别快，疗效可靠，或许是目前治疗贲门失弛缓症的最佳选择。

★ 食疗

🌐 贲门失弛缓症病人不宜饮食

　　▲ 贲门失弛缓症病人忌烟、酒及酸、麻、辛辣刺激性食物，如葱、蒜、姜、花椒、辣椒等。

　　▲ 忌油腻性食物及高动物脂肪食物，如肥肉、羊肉、肉松、贝类、花生、核桃、芝麻、油酥点心等。

　　▲ 贲门失弛缓症病人忌暴饮暴食、饮食过饱，蛋白质、糖也要适当控制。

　　▲ 忌坚硬、黏滞不易消化食物，韭菜、芹菜等粗纤维多，对肠道刺激的

食物如粗粮、玉米、糯米等。

🌀 贲门失弛缓症病人适宜饮食

▲ 高蛋白膳食，多吃富含蛋白质的食物，如瘦肉末、蛋类、豆类、奶及菌菇类（如蘑菇、木耳等）以补充各种必需氨基酸。

▲ 高维生素膳食，多吃富含维生素 A、维生素 C、维生素 E、维生素 K、叶酸等的食物，如新鲜蔬菜水果、动物的肝等。

▲ 富含微量元素的膳食，如香菇、海带、紫菜、蛋黄、南瓜、大白菜等及动物的内脏、人参、枸杞、山药、灵芝等。

▲ 高热量膳食，进食易消化吸收的脂肪、甜食，如蜂蜜、蜂王浆、蔗糖及植物油、黄油、奶油等。

🌀 贲门失弛缓症病人适宜饮食

▲ 玫瑰花 6 克，公丁香 3 克，银耳 30 克，冰糖少许。银耳蒸 1 小时，入玫瑰花、公丁香、冰糖，稍煮，分次服。用于间歇性咽下困难及食物反流者。

▲ 牛奶 200 毫升，煮沸后空腹食。早晚各 1 次。用于间歇性咽下困难者。

▲ 生萝卜 200 克，捣汁，沸水烫温，分数次温服。用于气滞痰凝者。

▲ 醋蛋疗法：半夏 15 克，白芍 30 克，醋 15 克，煮后去渣取汁，加鲜鸡蛋 1 个，搅匀后饮。

★ 防复发

🌀 以易消化、少纤维的饮食为宜，细嚼慢咽并增加水分的摄入量。

🌀 忌饮食过饱，避免吃过冷或刺激性的食物。

🌀 进行适宜的活动，以促进胃肠蠕动。

急性肠炎

急性肠炎病人多在夏秋季突然发病，并多有误食不洁食物的病史，有呈暴发性流行的特点，病人多表现为恶心、呕吐在先，继以腹泻，每天3~5次，甚至数十次不等，大便呈水样，深黄色或绿色，恶臭，可伴有腹部绞痛、发热、全身酸痛等症状。大便常规检查及粪便培养，血白细胞计数可正常或异常，病人以恶心、呕吐为表现者称急性胃炎；以腹痛、腹泻为表现者常称为急性肠炎；临床上往往恶心、呕吐、腹痛、腹泻同时出现，故亦称急性胃肠炎。

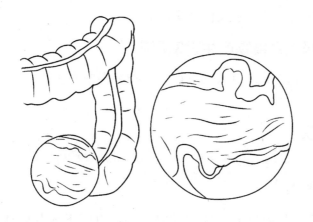

自查

★ 病因

饮食不当

常因暴饮暴食，进食过多的高脂高蛋白食物，饮酒、饮冰凉饮料过多，或受凉之后，或进食腐败、污染的食物，如隔夜食物未加热消毒，不新鲜的海鲜，久存冰箱内的肉类食品，发酵变质的牛奶及奶制品。主要由有刺激性、生冷及腐败污染食物等因素引起。

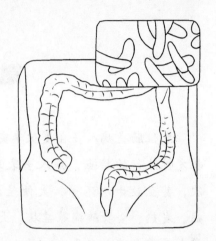

肠道感染

如常见的嗜盐杆菌、沙门氏菌、大肠杆菌、变形杆菌及葡萄球菌等感染。

全身性感染

如伤寒、副伤寒、肝炎及败血症等。

药物所致

如水杨酸制剂、砷、汞及泻药等。

个别病人对食物产生过敏反应

急性肠炎夏季多发，与天气炎热、食物易腐败有关。

★ 并发症

大量便血

指短时间内大量肠出血，伴有脉搏增快，血压下降及血红蛋白低，需要输血治疗。

肠狭窄

临床一般无症状，严重时可引起肠阻塞，在本病出现肠狭窄时，要警惕肿瘤。

肠穿孔

皮质激素的应用被认为是肠穿孔的一个危险因素。

🌑 中毒性扩张

这是本病的一个严重并发症，多发生在全结肠炎的病人，死亡率可高达44%，易并发肠穿孔。

🌑 结肠癌

约5%病例发生癌变。

🌑 腹泻

因炎症刺激所致，程度轻重不一，腹泻为本病最主要症状。轻者每天3~4次，呈软便或糊状便，可混有黏液和脓血；重者数十次或腹泻与便秘交替出现。

🌑 腹痛

轻度病人无腹痛或仅有腹部不适。一般有轻度至中度腹痛，系左下腹阵痛，可涉及全腹，有便后缓解的规律。

🌑 便秘

大便秘结4~5日排便1次，粪便如羊屎样，甚则不吃泻药不能通便。

🌑 其他症状

腹胀、消瘦、乏力、肠鸣、失眠、多梦、怕冷，严重者可有发热、心跳加速、衰弱、贫血、失水、电解质平衡紊乱和营养障碍等表现。

★ 临床表现

🌑 腹痛

多位于脐部，闷痛较轻。可有不同程度压痛。

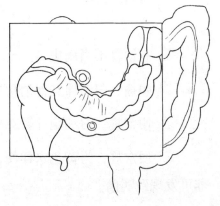

🐦 腹泻

主要症状轻重不一，急性起病，每日数次至十余次，呈黄色水样便，可有泡沫或少量黏液，严重者可有少量脓血。严重腹泻可导致脱水、电解质紊乱，甚至休克。

🐦 消化道症状

恶心、呕吐、腹痛、腹泻。呕吐起病急骤，常先有恶心，继之则呕吐，呕吐物多为胃内容物。严重者可呕吐胆汁或血性物。腹痛以中上腹为多见，严重者可呈阵发性绞痛。

🐦 全身症状

一般全身的症状轻微，严重病人有发热、脱水、酸中毒、休克等症状，偶可表现为急性上消化道出血。

🐦 体征方面

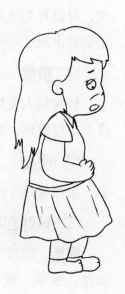

肠炎早期或轻症病例可无任何体征。查体时可有上腹部或脐周轻压痛、肠鸣音（肠蠕动时，肠管内气体和液体随之流动，产生一种断续的咕噜声或气过水声）常明显亢进，一般急性肠炎病人的病程短，数天内可好转自愈。

★ 诊断方法

🐦 有饮食不当病史。

🐦 腹痛、腹泻伴其他消化道、全身症状。

🐦 便常规：白细胞计数总数和中性粒细胞百分比轻度升高。

🐦 便常规：为黄色水样便，可带少量黏液，偶见白细胞和脓细胞。培养可发现致病菌。

自防

★ 预防方法

肠炎病人的自我预防要注意平时的饮食卫生。包括以下注意事项。

💭 加强饮食卫生，养成良好的个人卫生习惯。

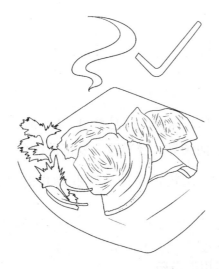

💭 不要进食病死牲畜的内脏，肉类、禽类、蛋类等要煮熟后食用。

💭 加强食品、肉类管理，扑灭鼠、蝇、蟑螂等，防止食品污染。

💭 以防为主，病从口入，尤其在夏秋季食物易腐败、细菌滋生，应注意饮食卫生，少食生冷，不吃不新鲜、隔夜食物，尤其对生吃的水果蔬菜应彻底清洗，洗后食用。

💭 一旦发生腹泻、腹痛等消化道症状，及时服药，尤其注意有无特殊病原体的感染，如霍乱弧菌、痢疾杆菌、阿米巴原虫等，有食物中毒的现象立即停止进食，有食品过敏及时就诊。

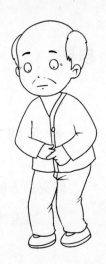

💧 平时少喝酒，忌一切辛辣刺激性食物，少食多餐，控制饮食，以利于脾胃的吸收。

💧 注意保暖，不让腹部受凉，平时可用手顺时针揉摸腹部。

💧 要加强锻炼，增强体质，心情舒畅，保持胃肠功能平衡。

自养

★ 治疗方法

💧 首先要卧床休息，保暖，并且禁食 12 小时，以后逐渐进少量流食，如米汤、藕粉、稀粥、面汤等，慢慢地恢复正常饮食。

💧 适当止痛止泻。腹泻严重的可吃些烤焦的馒头片或糊米粥以收敛止泻。

💧 鼓励多饮水。

💧 病情轻者可不用消炎药。

💧 西医治疗

▲ 解痉止痛

654-2 口服、肌注或静滴。

▲ 输液

一般可口服 5% 葡萄糖盐水，不能口服者可给予静脉输液，同时纠正水、电解质及酸碱平衡紊乱。

▲ 抗感染治疗

一般选用黄连素（小檗碱）、痢特灵（呋喃唑酮）、庆大霉素及氨苄西林。

▲ 止泻剂

鞣酸蛋白口服。

除了上述内容介绍急性肠炎的治疗措施，急性肠炎要注意与其他疾病引起的腹泻鉴别，需到医院进一步检查方能确诊。

★ 食疗

莲藕汁

新鲜藕 1000~1500 克，蜂蜜 30 克。新鲜的莲藕清洗干净，焯水后捣碎取汁，然后加入适量的开水加以蜂蜜后即可饮用。或者还可以将莲藕清洗干净，与生姜一块放在消毒纱布中绞取汁液，最后用开水冲服，同样具有治疗肠炎的作用。

砂仁粥

粳米 60 克，砂仁细末 5 克。粳米淘洗干净，备用；砂仁清洗干净，备用；锅中放入适量的清水，煮开后再放入粳米煮粥，等到快熟的时候再放入砂仁末，继续煮两小时后即可食用。

石榴汁

鲜石榴皮 100 克、蜜糖 300 克。石榴皮清洗干净，备用；将石榴皮放入锅中用水煮，等到变得黏稠后再放入蜜糖继续煮沸，趁温饮用即可。每次 1 勺用开水冲化服，长时间饮用对急性肠胃炎具有很好的治疗以及改善作用。

土豆生姜汁

鲜土豆 100 克，生姜 10 克，橘子汁 30 毫升。土豆清洗干净，切小块备用；生姜清洗干净，切片备用；将土豆以及生姜一块榨汁，然后再用鲜橘子汁 30 毫升调匀，烫温后即可每日饮用。

藿香白术粥

藿香、白术各 10 克，大米 50 克。将藿香、白术洗净，放入药罐中，加入清水适量，先浸泡 5~10 分钟，水煎取汁，而后加入大米，煮为稀粥即成，每日 2~3 剂，连续 3~5 天。可解表和中、理气化湿，适用于急性胃肠炎恶寒、发热、头痛、胸痛脘闷、腹痛呕吐、肠鸣泄泻、口淡无味等。

肉桂干姜粥

肉桂、干姜各 6 克，大米 50 克。将肉桂、干姜洗净，放入锅中，加水浸泡 5~10 分钟后，水煎取汁，加大米煮为稀粥即成。每日 2~3 剂，连续 2~3 天。可散寒除湿，适用于急性胃肠炎呕吐下痢、腹痛肠鸣、身重倦怠、四肢不温、头晕目眩等。

乌梅粥

乌梅 15 克，大米 50 克，冰糖适量。将乌梅洗净，放入锅中，加清水适量，浸泡 5~10 分钟后，水煎取汁，加大米煮为稀粥，待熟时，调入捣碎的冰糖，再煮沸即成。每日 1 剂，连续 2~3 天。可生津止渴，涩肠止泻。适用于急性胃肠炎久泻不止、口干喜饮、小便短少者。

参芪清蒸羊肉

人参 6 克，黄芪 10 克，羊肉 500 克，清汤及调味品各适量。将参、芪洗净，放入锅中，加清水适量，浸泡 5~10 分钟后，文火浓煎取汁约 30 毫升；羊肉洗净、切片，放碗中，兑入清汤、药汁、食盐及调味品，用盘扣住，上笼武火蒸熟服食。分次温热食肉饮汤，每周 2~3 剂。可温中益气，健脾利水。适用于急性胃肠炎泄泻日久、气血两亏、体倦无力、食少、口渴、头目昏花等。

瓜皮肉丁

西瓜皮 150 克，猪瘦肉 100 克，调味品适量。将西瓜皮洗净、切丝。瘦肉洗净、切丁，用淀粉后备用。先取素油适量，放锅中烧热后，下瓜皮、肉丁炒熟，而后葱、姜、盐等调味，炒熟即可服食。每周 2~3 剂。可清热利湿。适用于急性胃肠炎脘腹胀满、大便溏薄、肛门灼热等。

★ 防复发

少喝咖啡、酒，少吃辣椒等刺激性食物，避免刺激胃液分泌而使肠黏膜受损。

定时吃饭，避免暴饮暴食，应少食多餐。

增加营养，注意多吃含优质蛋白质和维生素丰富的食物。

肠 结 核

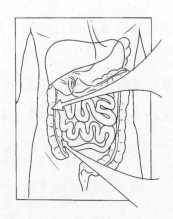

　　肠结核为消化系统结核中最常见者。绝大多数继发于肠外结核病，特别是空洞型肺结核。据统计，25%～50%的肺结核病人可并发肠结核。肠结核的来源主要是食入性的，由于咽下含结核杆菌的痰液而引起，偶尔可以来自被结核杆菌污染的食物，亦可来源于血源性或腹腔、盆腔其他脏器结核的直接蔓延。发病多为青壮年人，女性多于男性，约为1.85：1。病理上分为溃疡型、增生型及混合型三型。

自查

★ 病因

　　90%以上肠结核由人型结核分枝杆菌引起，此外，饮用未经严格消毒的乳制品可因牛型结核分枝杆菌而致病，肠结核感染可经口、血行播散和邻近器官结核的波及所致。结核病的发病是人体和结核杆菌相互作用的结果，经上述途径获得感染仅是致病的条件，只有当入侵的结核杆菌数量较多，毒力较大，并有人体免疫功能异常、肠功能紊乱引起局部抵抗力削弱时，才会发病。结核杆菌侵犯肠道的主要途径有以下几种。

肠源性

肠结核主要经口传染而侵入肠道，病人常为开放性肺结核，由于吞咽了自身含有肺结核的痰液而致病。或者经常与开放性肺结核病人共餐，缺乏必要的消毒隔离措施从而致病。少数情况下饮用未经消毒的带菌的牛奶或乳制品也可引起原发性肠结核。

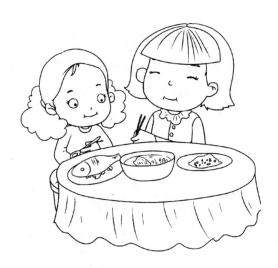

血源性

粟粒性肺结核时，肺结核可经血行播散而引起肠结核。

直接蔓延

腹（盆）腔内结核病灶，如女性生殖器官结核和肾结核直接蔓延可引起肠结核。

★ 并发症

肠梗阻

肠梗阻是本病最常见的并发症，主要发生在溃疡型肠结核。溃疡型肠结核由于邻近腹膜粘连使肠曲遭受牵拉、束缚和压迫，或因肠溃疡愈合而有瘢痕收缩，可使肠腔狭窄引起梗阻。梗阻多系慢性进行性，常为部分病人，程度轻重不等，迁延时间较长，可严重地影响病人营养状况。少数可发展到完全性肠梗阻。

肠穿孔

发生率次于肠梗阻，居第二位，主要为亚急性或慢性穿孔，可在腹腔内形成脓肿，溃破后形成肠瘘。急性穿孔较少见，常发生在梗阻近端极度扩张的肠曲，或见于有多段肠狭窄造成的闭锁性肠梗阻。溃疡型肠结核虽有肠曲周围组织粘连，溃疡一般不穿破进入游离腹腔，但在病情发展快、机体反应差时溃疡可向深部穿透，引起急性穿孔。

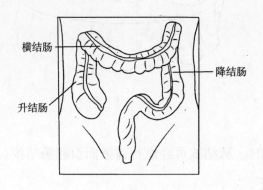

其他

有腹膜炎、肠粘连、肠套叠和收缩性憩室等。

★ 临床表现

肠结核的临床表现在早期多不明显，多数起病缓慢，病程较长，如与肠外结核并存，其临床表现可被遮盖而被忽略。因此，活动性肠外结核病例如出现明显的消化道症状，应警惕肠结核存在的可能性。本病主要临床表现可归纳如下。

腹痛

腹痛是本病常见症状之一，疼痛多位于右下腹，然而也可在中上腹或脐周，系回盲部病变引起的牵涉痛，经仔细检查可发现右下腹压痛点。疼痛性质一般为隐痛或钝痛，有时在进餐时诱发，从而出现疼痛与排便，便后可有不同程度的缓解。在增生型肠结核或并发肠梗阻时有腹绞痛，常位于右下腹，伴有腹胀、肠鸣音亢进、肠型与蠕动波。

大便习惯异常

由于病变肠曲的炎症和溃疡使肠蠕动加速，肠排空过快，以及由此造成的继发性吸收不良，因此腹泻是溃疡型肠结核的主要临床表现之一，腹泻常具有小肠性特征，粪便呈糊样或水样，不含黏液或脓血。此外，间有便秘，大便呈羊粪状，腹泻与便秘交替出现。

腹部包块

主要见于增生型肠结核，系极度增生的结核性肉芽肿使肠壁呈瘤样肿块。腹部包块常位于右下腹，一般比较固定，中等质地，伴有轻重不等的压痛。

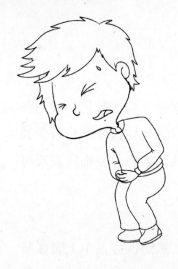

全身症状和肠外结核的表现

有结核毒血症，以溃疡型肠结核为多见，表现轻重不一，多数为午后低热或不规则热、弛张热或稽留热，伴有盗汗。病人倦怠、消瘦、苍白，随病程发展而出现维生素缺乏、脂肪肝、营养不良性水肿等表现。

腹部体征

无肠穿孔、肠梗阻或伴有腹膜结核或增生型肠结核的病例，除在右下腹部及脐周有压痛外，通常无其他特殊体征。

★ 诊断方法

血象

溃疡型肠结核可有中度贫血。无并发症者白细胞计数正常，但淋巴细胞增多。90%的病人血沉明显增快。

粪便检查

溃疡型肠结核粪便外观呈糊状，无黏液脓血，镜检可见少量脓细胞和红细胞。粪便浓缩找到结核分枝杆菌（MTB）同时痰菌阳性具有诊断意义。合并肺结核者痰菌可阳性，对诊断有参考意义。

结核菌素试验

可为阳性或强阳性，强阳性对增生型肠结核诊断意义较大。

聚合酶链反应（PCR）

又称DNA体外扩增技术。聚合酶链反应技术在基因水平上为结核病原学快速、敏感、特异诊断开辟了新的途径。

自防

★ 预防方法

结核分枝杆菌日常生活应留意饮食卫生，在公共场所提倡用一次性碗筷进餐，牛奶应经过灭菌消毒。

结核分枝杆菌加强卫生管理，禁止随地吐痰，讲究饮食卫生，提高全民抗结核意识对其预防有一定意义。

结核分枝杆菌广泛进行有关结核病的卫生宣教，教育肺结核或喉结核病人不要吞咽唾液，并保持大便通畅。

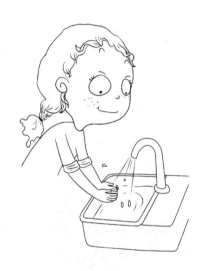

肠结核的有效预防方法并没有很多，平时应该多了解一些肠结核的相关知识，及时发现及时治疗是很关键的。

自养

★ 治疗方法

肠结核的治疗目的是消除症状、改善全身情况、促使病灶愈合及防治并发症。强调早期治疗，因为肠结核早期病变是可逆的。

休息与营养
加强病人的抵抗力是治疗的基础。

🌀 抗结核药物

早期、联合、适量、规律和全程使用敏感药物是肠结核用药治疗的原则。目前常用的抗结核药物有利福平、异烟肼、链霉素、对氨基水杨酸钠、氢化可的松等。

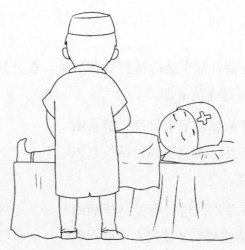

🌀 对症治疗

腹痛可用抗胆碱能药物。摄入不足或腹泻严重者应注意纠正水、电解质与酸碱平衡紊乱。对不完全性肠梗阻病人，需进行胃肠减压。

🌀 手术治疗

适应证包括：①完全性肠梗阻或部分性肠梗阻内科治疗无效；②急性肠穿孔或慢性肠穿孔瘘管形成经内科治疗而未能闭合者；③肠道大量出血经积极抢救不能有效止血者；④诊断困难需剖腹探查者。

★ 食疗

🌀 银耳百合汤

银耳 20 克，百合 30 克，冰糖适量。先将白木耳用清水泡发并去蒂，与百合一同放入砂锅中煎熬，待熟时放入冰糖即可。养阴、清虚热。适用于阴虚潮热者。

🍶 红柳元鱼（鼋鱼）排骨汤

元鱼1只（约重400克），知母、地骨皮各6克，水发香菇、冬笋各20克，排骨100克，调料适量。将知母和地骨皮水煎2次，合并药液，浓缩至12克，元鱼杀后去壳及内脏、洗干净，开水余一下，捞出，刮去外膜洗干净，切成8~10块，砂锅中放入洗干净的排骨、葱、姜、元鱼，添清汤1500克及药液，上屉蒸酥烂，将元鱼置盘中，加味精、料酒、胡椒粉、精盐，调好口味，倒入砂锅中，煮沸片刻即可。滋阴清热。适用于骨蒸潮热、长期低热不退、潮热盗汗而属阴血亏虚者。用于泌尿生殖系统结核和各种结核久治不愈者。

🍶 鳖甲柴胡汤

鳖甲15克，党参10克，银柴胡、百部各9克，蜂蜜适量。将鳖甲炙后，研成粉末后把其他几味药加水，用砂锅煎熬成汤液，然后将鳖甲粉末放入药液中，调入蜂蜜即可。滋阴清火。适用于阴虚火旺的骨蒸潮热的结核病病人。

🍶 猪肺天冬汤

天冬50克，知母30克，黄芪15克，地骨皮20克，红枣5枚，猪肺300克。将猪肺清洗干净、焯水去掉腥味，切成小块；把其他药物放入砂锅中，加水适量煎熬成汤液，去渣后放入猪肺，再加一定的清水煎煮，煎煮至猪肺熟烂为度。滋阴潜阳。适用于各种气虚不固的结核病恢复期病人。

🍶 浮小麦大枣汤

浮小麦30克，大枣8枚，甘草5克，蜂蜜适量。将前3味药煎熬成汤液，去渣后加入蜂蜜即可。清热除烦。适用于结核病盗汗（是以入睡后汗出异常，醒后汗泄即止为特征的一种病征）、自汗病人。

🍶 百合天门冬粥

百合、天冬（天门冬）各30克，粳米100克，冰糖适量。将百合与天冬放入砂锅中，加入清水约 500 毫升，去渣后留汁，把粳米淘洗干净，加入药液煎熬成稀粥，待温时放入冰糖。滋阴清虚热。适用于阴虚发热的结核病病人。

糯米蒜粥

紫皮大蒜 30 克，糯米 50 克，白糖适量。将紫皮大蒜去皮，放入沸水中煮 1~2 分钟后捞出；将糯米淘洗干净，放入砂锅中，加清水适量煎熬成粥，把蒜放入其中，再煎熬片刻即可。清热祛结核。适用于各种结核性疾病病人。

薏苡仁猪肺粥

薏苡仁 50 克，猪肺 1 具（约重 300 克）。将猪肺洗干净，焯水去泡沫，切成小块，放入砂锅中，加清水适量煮成烂熟；把薏苡仁研成细末，放入煮熟的猪肺汤中即可。清热补阴。适用于骨蒸潮热、盗汗病人。

蛤蜊韭菜肴

蛤蜊 50 克，韭菜（韭菜芽更好）30 克。将蛤蜊肉洗干净切细，韭菜洗干净切成段，一同放入炒锅中，用小火炒熟即可。清热补阴。适用于结核阴虚盗汗病人。

淮山莲子粉

山药（淮山）250 克，莲子 150 克，芡实 120 克。将 3 味药略洗一下，晒干，研成细末，装入胶囊中（3~5 克/粒）。滋阴补虚。适用于各种结核病体虚病人。3~5 粒/次，3 次/天。

★ 防复发

肠结核是一种难以治愈的顽疾，通常治疗时间长，容易复发，专家提醒，预防肠结核的复发和根治该病关键在于肠结核的自身保健。

柿子、石榴、苹果都含有鞣酸及果胶成分，均有收敛止泻作用，肠结核病人可适量食用。

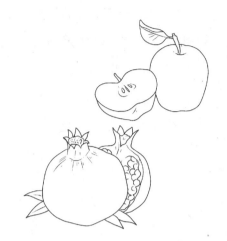

少纤维、低脂肪食物有促进肠蠕动、刺激肠壁的作用，但不易消化，对肠道不利，故应限制。多油及脂肪类食物，除不易消化外，其滑肠作用又可使腹泻加重，所以炸、煎的食物及肥肉类食物应少吃，并控制食用油的用量。

注意补充蛋白质及维生素。在日常饮食中应选用一些易消化的优质蛋白质食品，如鱼、蛋、豆制品及富含维生素的新鲜嫩叶菜等。最好食用菜汁，以减少纤维的摄入，因为肠结核病人的消化吸收功能差，应采用易消化的半流质少渣饮食，并做到少量多餐，以增加营养，改善症状。肠结核急性发作时，应食粥类、精米面类、鱼虾、蛋及豆制品和易消化的食物，以使肠道得以休息。

排气、腹泻过多时，应少食糖及易产气的食物，如薯类、豆类、牛奶等。

肠结核病人多身体虚弱、抵抗力差，尤其胃肠道易并发感染，因而更应注意饮食卫生，不吃生冷、坚硬及变质的食物，禁酒及辛辣刺激性强的调味品。

肠结核病人还应密切观察自己对各种食品的适应性，注意个体差异。如吃一些本不应对肠道造成影响的食品后腹泻加重，就要找出原因，摸索规律，以后尽量不要食用。

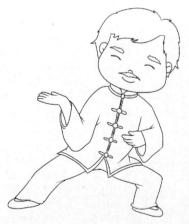

病人平常应加强锻炼，如打太极拳，以强腰壮肾，增强体质。

💡 肠结核病人如有脱水低钠现象时，应及时补充淡盐水，食用菜叶汤以补充水、盐和维生素的丢失。

💡 除保暖、控制情绪外，饮食是一个非常重要的方面。本病在发作期、缓解期不能进食豆类及豆制品、麦类及面制品以及大蒜、韭菜、洋山芋、皮蛋、卷心菜、花生、瓜子等易产气食物。因为一旦进食，胃肠道内气体增多，胃肠动力受到影响，即可诱发本病，甚至加剧症状。

肠 梗 阻

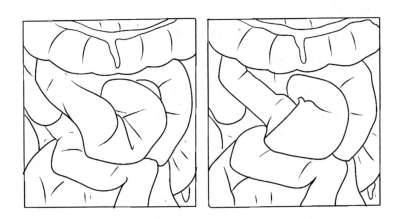

　　肠梗阻指肠内容物在肠道中通过受阻，为常见急腹症，可由多种因素引起。起病初，梗阻肠段先有解剖和功能性改变，继则发生体液和电解质的丢失、肠壁循环障碍、坏死和继发感染，最后可致毒血症、休克、死亡。当然，如能及时诊断、积极治疗大多能逆转病情的发展，得以治愈。

自查

★ 分类

　　对肠梗阻的分类是为了便于对病情的认识、指导治疗和对预后的估计，通常有下列几种分类方法。

按病因分类

▲ 机械性肠梗阻

临床上最常见，是由于肠内、肠壁和肠外各种不同机械性因素引起的肠内容物通过障碍。

▲ 动力性肠梗阻

是由于肠壁肌肉运动功能失调所致，并无肠腔狭窄，又可分为麻痹性和痉挛性两种，前者是因交感神经反射性兴奋或毒素刺激肠管而失去蠕动能力，以致肠内容物不能运行；后者系肠管副交感神经过度兴奋，肠壁肌肉过度收缩所致。有时麻痹性和痉挛性可在同一病人不同肠段中并存，称为混合型动力性肠梗阻。

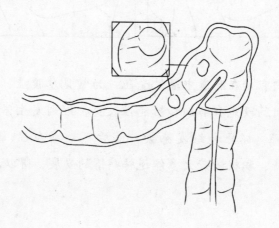

▲ 血运性肠梗阻

是由于肠系膜血管内血栓形成、血管栓塞，引起肠管血液循环障碍，导致肠蠕动功能丧失，使肠内容物停止运行。

按肠壁血循环分类

▲ 单纯性肠梗阻

有肠梗阻存在而无肠管血循环障碍。

▲ 绞窄性肠梗阻

有肠梗阻存在同时发生肠壁血循环障碍，甚至肠管缺血坏死。

按肠梗阻程度分类

可分为完全性、不完全性肠梗阻。

按梗阻部位分类

可分为高位小肠梗阻、低位小肠梗阻和结肠梗阻。

▲ 闭袢型肠梗阻

是指一段肠袢两端均受压且不通畅者，此种类型的肠梗阻最容易发生肠壁坏死和穿孔。

按发病轻重缓急分类

可分为急性肠梗阻和慢性肠梗阻。

肠梗阻的分类是从不同角度来考虑的，但并不是绝对孤立的。如肠扭转既可是机械性、完全性，也是绞窄性、闭袢性。不同类型的肠梗阻在一定条件下可以转化，如单纯性肠梗阻治疗不及时，可发展为绞窄性肠梗阻；机械性肠梗阻近端肠管扩张，最后也可发展为麻痹性肠梗阻；不完全性肠梗阻时，由于炎症、水肿或治疗不及时，也可发展成完全性肠梗阻。

★ 病因

机械性肠梗阻

常见的病因有以下方面。

▲ 肠外原因

（1）粘连与粘连带压迫　粘连可引起肠折叠扭转而造成梗阻。先天性粘连带较多见于小儿；腹部手术或腹内炎症产生的粘连是成人肠梗阻最常见的原因，但少数病例可无腹部手术

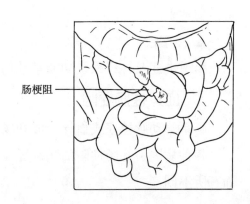

肠梗阻

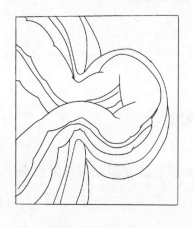

及炎症史。

（2）嵌顿性外疝或内疝。

（3）肠外肿瘤或腹块压迫。

▲ 肠管本身的原因

（1）先天性狭窄和闭孔畸形。

（2）炎症、肿瘤、吻合手术及其他因素所致的狭窄。例如炎症性肠病、肠结核、放射性损伤、肠肿瘤（尤其是结肠癌）、肠吻合等。

（3）肠套叠在成人较少见，多因息肉或其他肠管病变引起。

▲ 肠腔内原因

由于成团蛔虫、异物或粪块等引起肠梗阻已不常见。巨大胆石通过胆囊或胆总管十二指肠瘘管进入肠腔，产生胆石性肠梗阻的病例时有报道。

动力性肠梗阻

▲ 麻痹性

腹部大手术后、腹膜炎、腹部外伤、腹膜后出血、某些药物肺炎、脓胸、脓毒血症、低钾血症或其他全身性代谢紊乱均可并发麻痹性肠梗阻。

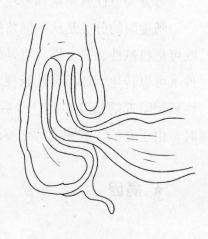

▲ 痉挛性

肠道炎症及神经系统功能紊乱均可引起肠管暂时性痉挛。

血运性肠梗阻

肠系膜动脉栓塞或血栓形成和肠系膜静脉血栓形成为主要病因。

各种病因引起肠梗阻的频率随年代、地区、民族、医疗卫生条件等不同而有所不同。

☘ 麻痹性肠梗阻

腹膜炎的肠麻痹并非由于肠壁本身肌肉的瘫痪，而是因外来的运动神经发生瘫痪所致。肠道的运动神经大部分来自迷走神经，而交感神经则对肠壁平滑肌起抑制作用，对括约肌则起收缩作用。由此可以推测，这种肠麻痹是由于支配肠壁的交感神经过度兴奋，而使肠壁的运动表现出暂时性的抑制状态。

★ 临床表现

☘ 腹部膨胀

多见于低位小肠梗阻的后期，闭祥性肠梗阻常有不对称的局部膨胀，而麻痹性肠梗阻则有明显的全腹膨胀，在腹部触诊之前最好先作腹部听诊数分钟。

☘ 肠鸣音亢进或消失

在机械性肠梗阻的早期，当绞痛发作时在梗阻部位经常可听到肠鸣音亢进，如一阵密集气过水声，肠腔明显扩张时肠鸣音可呈高调金属音性质。在麻痹性肠梗阻或机械性肠梗阻并发腹膜炎时肠鸣音极度减少或完全消失。

☘ 肠型和蠕动波

在慢性肠梗阻和腹壁较薄的病例肠型和蠕动波特别明显。

☘ 腹部压痛

常见于机械性肠梗阻，压痛伴肌紧张和反跳痛主要见于绞窄性肠梗阻尤其是并发腹膜炎时。

☘ 腹部包块

在成团蛔虫、胆结石、肠套叠或结肠癌所致的肠梗阻往往可触到相应的腹部包块；在闭祥性肠梗阻有时可能触到有压痛的扩张肠段。

🤢 呕吐

肠梗阻病人几乎都有呕吐，早期为反射性呕吐，吐出物多为胃内容物，后期则为反流性呕吐。

🤢 便秘和停止排气

完全性肠梗阻时病人排便和排气现象消失，但在高位小肠梗阻的最初2~3日，仍有排便和排气现象，不能因此否定完全性梗阻的存在。

🤢 全身症状

单纯性肠梗阻病人一般无明显的全身症状，但呕吐频繁和腹胀严重者必有脱水，血钾过低者有疲软、嗜睡、乏力和心律失常等症状；绞窄性肠梗阻病人的全身症状最显著，早期即有虚脱，很快进入休克状态；伴有腹腔感染者腹痛持续，并扩散至全腹，同时有畏寒、发热等感染和毒血症表现。

★ 并发症

🤢 肠膨胀

机械性肠梗阻时，梗阻以上的肠腔因积液积气而膨胀，肠段对梗阻的最先反应是增强蠕动，而强烈的蠕动引起肠绞痛，严重的肠膨胀甚至可使横膈

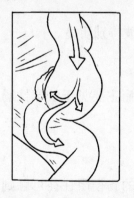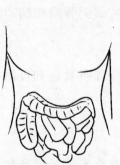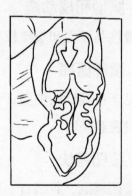

抬高，影响病人的呼吸和循环功能。

体液和电解质的丢失

肠梗阻时肠膨胀可引起反射性呕吐。高位小肠梗阻时呕吐频繁，大量水分和电解质被排出体外。因此，病人多发生脱水伴少尿、氮质血症和酸中毒。如脱水持续，血液进一步浓缩，则导致低血压和低血容量性休克。失钾和不进饮食所致的血钾过低可引起肠麻痹，进而加重肠梗阻的发展。

感染和毒血症

绞窄段肠腔中的液体含大量细菌（如梭状芽胞杆菌、链球菌、大肠杆菌等）、血液和坏死组织，具有极强的毒性。这种液体通过破损或穿孔的肠壁进入腹腔后，可引起强烈的腹膜刺激和感染，被腹膜吸收后，则引起脓毒血症。严重的腹膜炎和毒血症是导致肠梗阻病人死亡的主要原因。

★ 诊断方法

血常规

单纯性肠梗阻早期明显改变　随病情发展可出现白细胞和中性粒细胞比例增加（多见于绞窄性肠梗阻）。

血生化

缺水导致血红蛋白值、血细胞比容增加，电解质（尤其钾）和酸碱失衡。

尿常规

血液浓缩可使尿比重增高。

呕吐物及粪便

肠血运障碍时可含大量红细胞或潜血阳性。

X 线检查

▲ 小肠梗阻

X线站立位时见小肠"阶梯样"，平卧位时见积气肠管进入盆腔。

▲ 麻痹性肠梗阻

X线示小肠、结肠均胀气明显。

自防

★ 预防方法

依据肠梗阻发生的原因，有针对性采取某些预防措施，可有效地防止、减少肠梗阻的发生。

对患有腹壁疝的病人，应予以及时治疗，避免因嵌顿、绞窄造成肠梗阻。

加强卫生宣传、教育，养成良好的卫生习惯。预防和治疗肠蛔虫病。

腹部大手术后及腹膜炎病人应很好地胃肠减压，手术操作要柔和，尽力减轻或避免腹腔感染。

早期发现和治疗肠道肿瘤。

腹部手术后早期活动。

自养

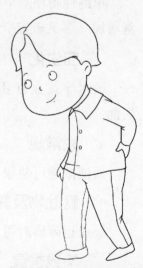

★ 治疗方法

肠梗阻的治疗在于缓解梗阻，恢复肠管的通畅。
值得注意的是病人生命的威胁不完全在于肠梗阻本

身，而是由于肠梗阻所引起的全身病理生理变化。为了挽救病人生命，应及时纠正水与电解质紊乱，减少肠腔膨胀。手术治疗应在全身的病理生理变化纠正后再进行。

胃肠减压

病人一旦诊断明确后，立即进行胃肠减压，以减轻腹胀。应用胃肠减压 12 小时后，重复进行 X 线检查，若小肠充气减少，结肠充气时，则证明肠梗阻有所缓解。

水与电解质的补充

根据肠梗阻的部位，梗阻的时间长短，以及化验检查的结果来进行水与电解质的补充。

抗生素的应用

单纯性肠梗阻无需应用抗生素。对绞窄性肠梗阻则需使用，可减少细菌繁殖，尤其当肠管发生坏死而引起腹膜炎时，更应使用。

非手术治疗

除前述各项治疗外尚可加用下列措施。

▲ 油类

可用石蜡油、生豆油或菜油 200～300 毫升分次口服或由胃肠减压管注入。适用于病情较重、体质较弱者。

▲ 麻痹性肠梗阻如无外科情况，可用新斯的明注射、腹部芒硝热敷等治疗。

▲ 针刺足三里、中脘、天枢、内关、合谷、内庭等穴位可作为辅助治疗。

手术治疗

经以上的治疗，有部分病人可缓解。若腹痛加重，呕吐未止，白细胞增高，体温也增高时，则必须要进行手术治疗。观察的时间不宜超过 48 小时，以免发生肠绞窄坏死。手术方法根据梗阻原因有所不同，一般有 4 种方法。

▲ 粘连松解术、复位术

根据病因可进行粘连松解或肠扭转、肠套叠复位术。若梗阻以上肠管膨胀明显，应先将膨胀的肠管予以减压，以免探查过程中，由于牵拉而发生破裂。

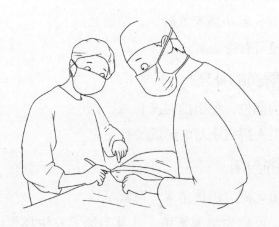

▲ 肠襻间短路吻合术

若梗阻的原因不能解除，如癌肿、放射性肠炎、腹腔结核等所引起粘连十分严重，难以分离。强行分离往往分破肠管，术后发生肠瘘，可在梗阻部位上下肠段间作短路吻合术。一般有两种吻合方式。

（1）侧侧吻合 在梗阻上下的肠襻之间进行侧侧吻合。此种吻合术将在吻合口与梗阻之间形成盲襻，日后可能产生盲襻综合征，有时有溃疡形成引起肠道出血。

（2）端侧吻合 切断梗阻近端肠管与梗阻远侧肠管进行端侧吻合。

▲ 肠造瘘术

一般适用于结肠梗阻，如乙状结肠癌合并梗阻。但小肠梗阻，尤其是高位梗阻，不宜行造瘘术。

▲ 肠切除、肠吻合术

对梗阻所造成的肠壁坏死，应进行一期切除吻合。对肠扭转、肠系膜血管栓塞的肠梗阻，都应进行坏死肠管切除后以对端吻合为理想。

★ 食疗

宜吃清淡、有营养、流质的食物，如米汤、菜汤、藕粉、蛋花汤、面片等。

容易消化、促进排便的食物。多吃富含纤维的食物，如各种蔬菜、水果，可帮助排便、预防便秘、稳定血糖及降低血胆固醇。

宜吃富含蛋白质及铁质的食品，如瘦肉、鱼虾、蛋黄、豆制品以及大枣、绿叶菜、芝麻酱等。

宜吃加工或烹饪精细的食物，以利咀嚼及消化。全蛋每周可吃 1~2 个。奶类及其制品、五谷根茎类、肉鱼豆蛋类、蔬菜类、水果类及油脂类等六大类食物，宜多样摄取，才能充分地获得各种营养素。

选用植物性油脂，多采用水煮、清蒸、凉拌、烧、烤、卤、炖等方式烹调；禁食肥肉、内脏、鱼卵、奶油等胆固醇高的食物。

肠梗阻手术后饮食

▲ 忌粗糙食物

手术后 3~4 天，肛门排气后，提示肠道功能开始恢复，此时可给以少量流质饮食，5~6 天后可改为少渣半流质饮食。忌食鸡肉、火腿、鸽肉以及各种蔬菜的汤类。此物即使煮得很烂，也不能操之过急。

▲ 禁油腻食品

即使到了第 10 天，机体能承受软饭时，油腻食品也不能早食，如母鸡汤、肉汤、羊肉、肥肉、排骨汤、甲鱼等。

▲ 忌食发物

即使术后拆线，也应禁食狗肉、羊肉、雀肉、雀蛋、笋干、大葱、南瓜、牛肉、香菜、熏鱼、熏肉、辣椒、韭菜、蒜苗、淡菜等。

★ 防复发

💮 少食多餐，多吃易消化的食物，饮食要清淡。

💮 平时注意多锻炼身体，以增强胃肠功能，但切勿做剧烈运动，比如呼啦圈。

💮 忌辛辣刺激性食物，也不要吃油腻的食物。

💮 保持大便通畅。

肠易激综合征

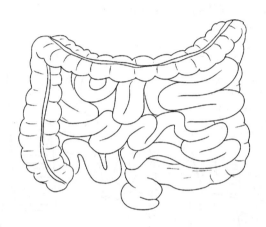

　　肠易激综合征为一种与胃肠功能改变有关，以慢性或复发性腹痛、腹泻、排便习惯和大便性状异常为主要症状而又缺乏胃肠道结构或生化异常的综合征，常与胃肠道其他功能性疾病如胃食管反流病和功能性消化不良同时存在。

自查

★ 病因

🕐 胃肠道动力紊乱

　　肠易激综合征病人小肠消化间期移行性复合运动异常，周期明显缩短，空肠出现较多离散的丛集收缩波，且腹痛发作者中多数与之有关，这些变化在应激和睡眠中更为明显。

内脏感觉异常

研究发现肠易激综合征病人多数具有对管腔扩张感觉过敏的临床特征，其平均痛觉阈值下降，直肠扩张后的不适程度增强或有异常的内脏-躯体放射痛，提示脊髓水平对内脏感觉信号处理的异常。

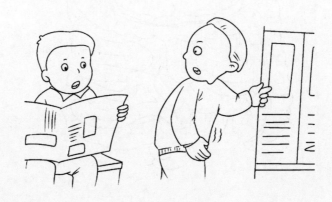

精神因素

心理应激对胃肠道功能有显著影响，它在肠易激综合征的诱发、加重和持续化中起重要作用，相当一部分病人伴有心理障碍，其中以焦虑、抑郁为主。

肠道感染治愈后

部分肠易激综合征病人在发病前有肠道感染史，在由各种病原体（包括细菌、病毒、寄生虫）感染引起的胃肠炎病人中有部分发生肠功能紊乱，有10%可发展为感染后肠易激综合征。

其他

部分肠易激综合征病人的症状与食物有关，进食可加重其症状，食物中的纤维发酵可能是过多气体产生的原因。此外，肠道菌群的紊乱可能也是产生症状的原因之一。

★ 临床表现

最主要的临床表现是腹痛与排便习惯和粪便性状的改变。

腹痛

几乎所有肠易激综合征病人都有不同程度的腹痛，部位不定，以下腹和左下腹多见，多于排便或排气后缓解。极少有睡眠中痛醒者。

腹泻

一般每日 3~5 次，少数严重发作期可达十数次。大便多呈稀糊状，也可为成形软便或稀水样。多带有黏液，部分病人粪质少而黏液量很多，但绝无脓血。部分病人腹泻与便秘交替发生。

便秘

排便困难，粪便干结、量少，呈羊粪状或细杆状，表面可附黏液。

其他消化道症状

多伴腹胀，可有排便不尽感、排便窘迫感。

精神症状

相当一部分病人可有失眠、焦虑、抑郁、头昏、头痛等精神症状。

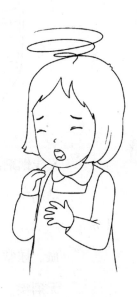

体征

无明显体征，可在相应部位有轻压痛，部分病人可触及腊肠样肠管，直肠指检可感到肛门痉挛、张力较高，可有触痛。

★ 诊断方法

💧 以腹痛、腹胀、腹泻或便秘为主诉，伴有全身性神经症状（症状持续或反复超过3个月）。

💧 一般情况良好，无消瘦及发热，系统体检仅发现腹部压痛。

💧 多次便常规及培养（至少3次）均阴性，便隐血试验阴性。

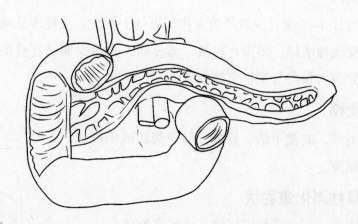

💧 X线钡剂灌肠检查无阳性发现，或结肠有激惹征象。

💧 结肠镜示部分病人运动亢进，无明显黏膜异常，组织学检查基本正常。

💧 血、尿常规正常，血沉正常。

💧 无痢疾、血吸虫等寄生虫病史，试验性治疗无效（注：指甲硝唑试验治疗和停用乳制品）。

符合上述标准者，一般可作出临床诊断。但要注意与一些表现隐匿或症状不典型的其他疾病鉴别，对诊断有怀疑者可选择有关的进一步检查。

温馨提示：肠易激综合征容易与哪些疾病混淆？

肠易激综合征主要需与下列疾病鉴别。

◆ **吸收不良综合征**

本征常有腹泻，但大便常规可见脂肪和未消化食物。

◆ **慢性结肠炎**

亦常有腹痛腹泻，但以黏液血便为主，结肠镜检查所见结肠黏膜充血水肿、糜烂或溃疡。

◆ **慢性痢疾**

腹泻以脓血便为主，便常规可见大量脓血细胞，或见痢疾杆菌，大便培养可见痢疾杆菌生长。

◆ **克罗恩病**

常有贫血、发热、虚弱等全身症状，肠镜检查见"线性溃疡"或肠黏膜呈"铺路石样"改变。

◆ **肠结核**

有腹痛、腹泻，粪便中可有脓血并有全身中毒症状，如消瘦、低热等，或有其他结核病灶。

◆ **肠肿瘤**

可有腹泻，但以陈旧性血便为主，肠镜及X线钡剂灌肠及直肠指诊可有阳性体征。

◆ **其他疾病**

如消化性溃疡、肝胆系统疾病等。

值得提出的是，有些病人为泻药滥用者或长期使用者，需详细采集病史，以防误诊。

自防

★ 预防方法

预防是控制疾病最好的方式，所以对于疾病，首先是要做好预防措施。预防肠易激综合征，我们需要做好以下方面。

适当参加文体活动，积极锻炼身体，增强体质，预防疾病。

对可疑不耐受的食物，如虾、蟹、牛奶、花生等尽量不吃，辛辣、油腻、生冷食物及烟酒要禁忌。同时避免泻药及理化因素对肠道的刺激。饮食定量，不过饥过饱，养成良好的生活习惯。

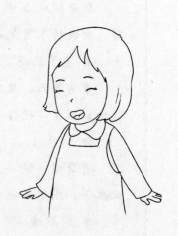

本病多在思想负担沉重、情绪紧张、焦急、愤怒、抑郁时发病。因此避免精神刺激，解除紧张情绪，保持乐观态度是预防本病的关键。

自养

★ 治疗方法

一般治疗

建立良好的生活习惯。饮食上避免诱发症状的食物，因人而异，一般而言宜避免产气的食物如乳制品、大豆等。高纤维食物有助改善便秘。对失眠、焦虑者可适当给予镇静药。

药物治疗

▲ 胃肠解痉药

抗胆碱药物可作为症状重的腹痛的短期对症治疗。钙通道阻滞剂如硝苯地平对腹痛、腹泻有一定疗效，匹维溴胺为选择性作用于胃肠道平滑肌的钙通道阻滞剂，故副作用少。

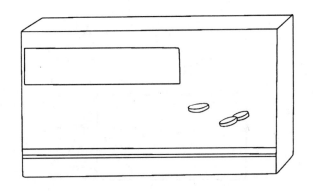

▲ 止泻药

洛哌丁胺或地芬诺酯止泻效果好，适用于腹泻症状较重者，但不宜长期使用。一般的腹泻宜使用吸附止泻药如思密达（蒙脱石散）、药用炭等。

▲ 泻药

对便秘型病人酌情使用泻药，但不宜长期使用。半纤维素或亲水胶体在肠内不被消化和吸收，而具有强大亲水性，在肠腔内吸水膨胀增加肠内容物水分及容积，起到促进肠蠕动、软化大便的作用，被认为是治疗肠易激综合征便秘比较理想的药物，如车前子制剂和天然高分子多聚糖等。

▲ 抗抑郁药

对腹痛、腹泻症状重而上述治疗无效且精神症状明显者可试用。

▲ 奥美拉唑肠溶片、谷维素片、马来酸曲美布丁片联合治疗。

▲ 肠道菌群调节药如双歧杆菌、乳酸杆菌等制剂，可纠正肠道菌群失调，对腹胀、腹泻有效。促胃肠动力药如西沙必利有助于改善便秘。

▲ 胃肠动力双向调节剂

马来酸曲美布丁片通过作用于外周阿片受体、直接作用于胃肠道平滑肌、影响胃肠肽类的释放三种途径调节胃肠动力紊乱。

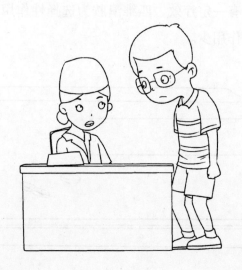

心理和行为疗法

包括心理治疗、催眠术、生物反馈疗法，国外报道有一定疗效。

治疗有支持性和对症性。医生具有同情心，理解和引导病人非常重要。医生必须解释基础疾病的性质，并令人信服地向病人证实其没有器质性疾病的存在。这就需要时间去倾听病人诉说并向他们解释正常肠道生理和肠道对应激食物或药物的高敏感性。这些解释工作使我们有基础尝试重新建立肠道运动的正常规律和选择适合于该病人的具体疗法。应该强调肠易激综合征继续治疗上的流行性、长期性和必要性。应该寻找、评估和治疗心理应激、焦虑和情绪异常。有规律的体力活动有助于缓解压力和促进肠道功能，尤其是便秘病人。

★ 食疗

姜艾糖水

生姜 12 克，艾叶 9 克，红枣 6 枚，红糖 15 克，白糖 15 克。用清水洗净生姜的污泥，去除姜皮，切成薄片备用。用清水洗净艾叶的粉尘备用。红枣用清水略泡后洗净，剥去枣核备用。以上各物准备就绪后，一同放进砂锅内，加适量清水用中火煮，待温后饮食。本方对于阴寒内盛的腹痛较适宜。

姜归糖水

当归 15 克，生姜 15 克，红糖 15 克。先用清水洗净当归，放在锅中，隔水稍蒸，使当归变软，然后切薄片备用。生姜用清水洗净沙泥，去除姜皮，切薄片备用。以上物品准备就绪，一同放进砂锅内，加进适量清水用中火煮，待温后饮用。本方适用于虚寒腹痛。

莲山粉

莲子肉 500 克，淮山药 500 克，薏苡仁 500 克，芡实 500 克。先将莲子肉、淮山药、薏苡仁、芡实分别放进砂锅内，用文火炒至略焦黄，然后将各种药物分别放进打粉机内打成药粉，再将这四种药粉混合，用干燥的玻璃瓶装起。每次服用 30 克，用温开水调成稀糊状服食，每日数次。本食疗方适用于脾虚腹泻。

草决明蜂蜜饮

草决明 30 克，净蜂蜜 30 克。先将草决明挑选、去除杂物，然后放进砂锅内微炒，将其打碎，再放进砂锅内，加进适量清水用文火煎。煎好后，取药汁，放入蜂蜜拌匀，早晚各服 1 次。本食疗方适合于阴津不足、肠燥便秘。

桂芪粥

肉桂 6 克，黄芪 30 克，炙甘草 9 克，大米 100 克，白糖适量。先用清水将黄芪洗净粉尘备用，大米用清水洗净备用。以上材料准备就绪后，将黄芪、肉桂、炙甘草一同放进砂锅内，加水600毫升，用中火煮20分钟，然后捞出药渣，将大米加入药汁中一同煮粥。待粥将熟时，加入适量白糖调匀，稍煮即可。本食疗方适用于虚寒性慢性腹泻。

🌾 焦米粥

粳米100克。先用清水洗净粳米，然后将粳米放进砂锅内，用文火炒至焦黄色，然后加进适量清水，用文火煮成稀粥，待温后服食。每日可服2~3次。本食疗方适用于脾虚泄泻、消化不良。

🌾 怀山药粥

粳米50克，怀山药细粉20克，同煮成粥，每日早晚各服食1次。

🌾 参芪薏仁粥

党参10克，薏苡仁30克，黄芪15克，生姜10克，大枣10克。将党参、大枣、黄芪、薏苡仁洗净同置砂锅中，加水适量，武火煮沸后改用文火煮，至薏苡仁熟烂后，下生姜片，再煮5分钟即可。

🌾 参莲大枣粥

党参10克，莲子10克，大枣10枚，粳米50克。先将党参、莲子研末备用，再将大枣用水略煮，去皮核，取枣肉切碎。以煮枣水将枣肉、党参末、莲子末和粳米同煮为粥，早晚各温热服食1次。

🌾 茯苓栗子小米粥

茯苓20克，栗子15克，小米50克。先将茯苓及栗子研成细末，然后置于锅中，加水适量，和小米同煮成粥食用。

🌾 胡萝卜炒肉丝

胡萝卜250克，瘦羊肉100克，葱、姜适量、切丝。羊肉洗净，切成细丝。炒锅内加油适量，上火烧热，投入事先切好的葱、姜丝炝锅，再加入羊肉丝煸炒，炒至肉丝熟后，加入胡萝卜丝，然后加入食盐、花椒粉、味精等调味品适量，翻炒均匀，出锅装盘即成。胡萝卜富含植物纤维，在肠道中体积容易膨胀，可加强肠道的蠕动，通便防癌。

🍵 荔枝扁豆汤

荔枝 10 枚，扁豆 30 克。荔枝去壳取肉，与扁豆一起放入砂锅内加水适量，文火煮熟即可，喝汤吃荔枝肉。本方能健脾和胃、解毒消肿，适用于脾胃虚弱、便溏腹泻等症。

温馨提示：肠易激综合征在饮食上应注意什么？

通俗来讲，肠易激综合征就是肠道受到刺激很容易激动，所以肠易激综合征病人在饮食方面必须十分谨慎。

◆ 腹泻忌食大蒜。大蒜虽有杀菌作用，但同时有极强的刺激作用，腹泻时如再食大蒜，大蒜素就会再次刺激肠壁，使血管进一步充血、水肿，使更多的组织液渗入肠腔内，进而加重腹泻。

◆ 腹痛、腹泻忌食牛奶、鸡蛋。饮用牛奶会使腹痛、腹泻症状加剧，鸡蛋不仅难以消化，也会使腹泻病态加重。

◆ 腹泻忌食油腻。油能抑制胃酸的分泌而影响消化，而动物脂肪更不易消化，因此腹泻病人（特别是婴幼儿）在发病期间应禁食油腻食品。

总而言之，肠易激综合征病人的饮食应以清淡、易消化、少油腻为主，生冷、辛辣、烧烤类食品尽量少吃。饮食要规律，暴饮暴食会严重伤害胃肠道功能，一日三餐应该定时定量。只要平时多注意生活细节，多了解健康饮食知识，并付之行动，调节自己的饮食规律，便可远离胃肠道疾病。

★ 防复发

💊 少食多餐。腹泻病人应食少渣、易消化、低脂肪、高蛋白食物；便秘者应食多纤维蔬菜、粗粮等，建立定时排便习惯。避免过食生冷及刺激性食物。

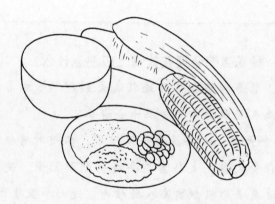

💊 本病一般无需卧床休息，鼓励病人劳逸结合，可适当参加工作、建立良好的生活习惯。

💊 本病精神护理非常重要，医护人员必须与家属互相配合，解除病人思想顾虑。根据检查结果，让病人了解本病的起因、性质及良好的预后，以解除紧张情绪，树立战胜疾病的信心。

💊 本病一般不危及生命。但重要的是，这些病人的慢性病症状很易掩盖新发生的肠道恶性病变。为此，医者应随时提高警惕，注意对并发器质病变的早期发现。

在预防肠易激综合征复发时，需注意腹泻病人应以少渣、易消化的食物为宜；而便秘病人除多饮水外，应养成定时排便习惯并增加含纤维素多的食物。

溃疡性结肠炎

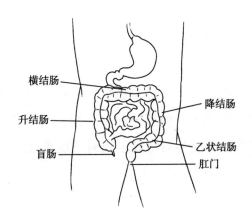

横结肠

升结肠

盲肠

降结肠

乙状结肠

肛门

溃疡性结肠炎是一种局限于结肠黏膜及黏膜下层的炎症过程。病变多位于乙状结肠和直肠，也可延伸至降结肠，甚至整个结肠。病程漫长，常反复发作。本病见于任何年龄，但20~30岁最多见。

自查

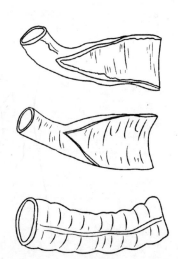

★ 病因

病因虽未完全阐明，多数学者认为与遗传因素、免疫功能障碍、感染及精神因素等有关。

🌐 基因

基因因素在发病中可能具有一定地位，因为

白人中犹太人发病为非犹太人的 2~4 倍，而非白人比白人约少 50%。显然地理上和种族上的差异影响本疾病的发生。

心理

心理因素在疾病恶化中具有重要地位，现在已明确溃疡性结肠炎病人与配对对照病例相比并无异常的诱因。再者，原来存在的病态精神如抑郁或社会距离感在结肠切除术后明显改善。

免疫

有人认为溃疡性结肠炎是一种自身免疫性疾病，许多病人血中具有对正常结肠上皮与特异的肠细菌脂多糖抗原起交叉反应的抗体。再者，淋巴细胞经结肠炎病人的血清培养可变为对结肠上皮有细胞毒性。

★ 分类

溃疡性结肠炎是结肠炎的常见种类，发病时，病人会感到疼痛，所以及时的治疗是非常重要的。而了解更多的溃疡性结肠炎的知识，对病人的治疗也是有所帮助的。所以我们接下来就为大家讲解一下溃疡性结肠炎怎么分类的。

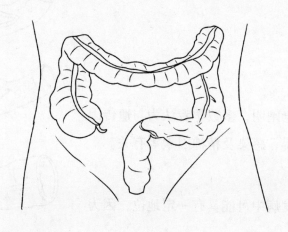

🦠 按病程经过可分为 4 个类型

▲ 慢性复发型

最多见，本型病变范围小，症状较轻，往往有缓解期，但易复发，预后好。

▲ 慢性持续型

本型病变范围广，症状多持续半年以上。

▲ 急性型

本型最少见，起病急骤，腹部和全身症状严重，易发生大出血和其他并发症，如急性结肠扩张、肠梗阻以及肠穿孔等。

▲ 初发型

指无既往史，而系首次发作者。

以上 4 个类型可互相转化。

🦠 按病情程度又可分为以下 3 级

▲ 轻度

轻度最常见，起病缓慢，大便次数增加不多，粪便多成形，血、脓和黏液较少，出血量少，呈间歇性，可有腹痛，但程度较轻，缺乏全身症状和体征。

▲ 中度

介于轻度和重度之间，但无截然的分界线，中度病人可以在任何时候发展为重度，甚至发生急性结肠扩张和结肠穿孔等并发症。

▲ 重度

起病急骤，有显著的腹泻、便血、发热、心动过速、厌食和体重减轻，甚至发生脱水和虚脱等毒血症征象，常有持续的严重腹痛、腹部膨胀、满腹压痛，

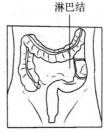
淋巴结

提示结肠病变广泛而严重，常可发展成十分严重的急性结肠扩张（中毒性巨结肠）。

★ 临床表现

主要症状为腹泻或便秘，病初症状较轻，粪便表面有黏液，以后排便次数增多，重者每天排便 10~30 次，粪中常混有脓血和黏液，可呈糊状软便。

便血是较常见的症状，主要由于结肠黏膜局部缺血及溶解纤维蛋白的活力增加所致。一般为小量便血，重者可呈大量便血或血水样便。

腹痛多局限左下腹或下腹部，轻症者亦可无腹痛，随病情发展腹痛加剧，排便后可缓解。里急后重系由于炎症刺激直肠所致，并常有骶部不适。

消化不良时常表现厌食、饱胀、嗳气、上腹不适、恶心、呕吐等。

全身表现多见于急性型重症病人，出现发热、水电解质失衡、维生素、蛋白质丢失、贫血、体重下降等。

★ 诊断方法

粪便检查

活动期以糊状、黏液、脓血便最为常见，镜下检查有大量的红细胞、脓细胞，其数量变化常与疾病的病情相关。涂片中常见到大量的多核巨噬细胞。溃疡性结肠炎病人大便隐血试验可呈阳性。

血沉（ESR）

溃疡性结肠炎病人在活动期时，血沉常升高，多为轻度或中度增快，常见于较重病例，但血沉不能反映病情的轻重。

白细胞计数

大多数病人白细胞计数正常，但在急性活动期，中、重型病人中可有轻度升高，严重者出现中性粒细胞中毒颗粒。

血红蛋白

50%～60%病人可有不同程度的低色素性贫血。

C 反应蛋白（CRP）

正常人血浆中仅有微量 C 反应蛋白，但轻度炎症也能导致肝细胞合成和分泌蛋白异常，因此，C 反应蛋白可鉴别功能性与炎症性肠病。

免疫学检查

一般认为免疫学指标有助于对病情活动性进行判断，但对确诊本病的意义则有限。有资料表明，炎症性肠病中巨噬细胞处于高度活跃状态，并分泌肿瘤坏死因子-α，而测定肿瘤坏死因子对了解炎症性肠病病人病变的程度与活动度具有重要意义。

★ 并发症

急性结肠扩张

常发生于横结肠或全结肠，老年人及危重病人易发。临床表现为胀气，腹部膨隆，肠鸣音减弱，腹部 X 线平片示结肠扩张，由于全身中毒症状严重，临床又称中毒性巨结肠。低钾血症、抗胆碱能药物、吗啡制剂及灌肠可成为诱发因素。结肠扩张病机可为肠壁平滑肌张力极度下降和肠神经丛的神经节细胞受破坏所致。

溃疡穿孔

多在结肠扩张基础上，继发急性弥漫性腹膜炎，主见于急性型或有中毒性结肠炎并发症者，亦可见于乙状结肠镜检时。

并发大出血

溃疡侵蚀较大血管时，可见结肠大出血，易致休克。

结肠癌

多见年轻病人，病程越长可能性愈大。病变越广泛，其癌变率越高。目前，病程在 5 年内癌变罕见，10 年癌变率达 20%，25 年以上可高达 40%。

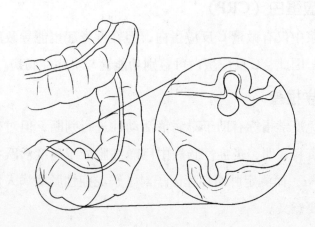

结肠假息肉形成

常见，大小不等，多呈多发性弥漫性分布。

结肠狭窄与肠梗阻

多由黏膜增厚或黏膜下广泛纤维化所致。表现为多发性，以直肠多见，横结肠次之，这是导致肠梗阻的原因，多为不完全性梗阻。

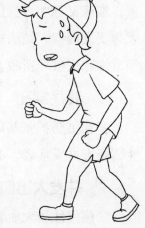

自防

★ 预防方法

注意劳逸结合，不可太过劳累；暴发型、

急性发作和严重慢性型病人应卧床休息。

　　注意衣着，保持冷暖相适；适当进行体育锻炼以增强体质。

　　一般应进食柔软、易消化、富有营养和足够热量的食物。宜少量多餐，补充多种维生素。勿食生、冷、油腻及多纤维素的食物。

　　注意食品卫生，避免肠道感染诱发或加重本病。忌烟酒、辛辣食品、牛奶和乳制品。

　　平时要保持心情舒畅，避免精神刺激，解除各种精神压力。

自养

★ 治疗方法

药物治疗

溃疡性结肠炎的治疗没有特效方法，但是可通过药物促使结肠病变愈合，也可以缓解腹泻、便血和腹痛等症状。治疗的两个基本的目标就是消除症状和维持无症状的状态。最常用的药物分为以下 4 类。

▲ 水杨酸类药物

这类药物最便宜的是柳氮磺吡啶，口服后需要人体肠内细菌的帮助才能分解为 5-氨基水杨酸发挥治疗作用，但是分解的另一种药物成分磺胺吡啶则对肝脏可能会有损害，因此服用该类药物的病人最好不要同时服用抗生素，并每月定期检查肝功能（转氨酶）。这类药物对轻到中度的溃疡性结肠炎有效果，同时，也可预防该疾病的再发。

▲ 糖皮质激素

这类药物主要有口服制剂泼尼松，重症病人也可短期使用静脉制剂。因为它的副作用较多，不推荐作为长疗程治疗或维持治疗。在选用该类药物时医生可能会就其疗效和副作用与病人详细讨论。

▲ 免疫抑制剂

这类药物包括硫唑嘌呤、6-巯基嘌呤（6-MP）、环孢素。药物通过抑制机体的免疫系统来控制炎症的继续发展。免疫抑制剂适用于那些对氨基水杨酸类药物和糖皮质激素使用无效或部分有效的病人，也是目前维持治疗最好的药物之一。它也可用于减轻或消除病人对糖皮质激素的依赖。当病人对其他药物无反应时，它可能对维持疾病的缓解起作用。但该类药物一般服用3个月左右开始起效，部分病人易出现白细胞减少。

▲ 生物治疗

这是一类最新的治疗炎症性肠病的药物。相对于其他药物，它是一种疗效较高的药物，主要是阻断肠黏膜炎症反应的"开关"。这种药物起效快，能达到黏膜的长期修复，减少复发的目标，可以帮助类固醇撤药，也是缓解期的维持用药。

🦠 手术治疗

手术主要适用于各种并发症。这些并发症包括溃疡导致的严重出血、肠穿孔、中毒性巨结肠、溃疡癌变等。中毒性巨结肠由严重的炎症导致，常有明显的腹胀伴随发热、便秘等症状。如果经内科积极控制炎症、补液等治疗后仍不能很快恢复，应尽快手术以避免肠道破裂。大多数溃疡性结肠炎病人对药物反应良好，不需要手术治疗。

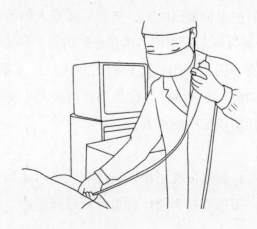

需要手术治疗的病人，一般根据病人的病变范围、年龄、全身健康情况，选择不同的手术。

▲ 第一种手术是结肠、直肠切除术，这样做虽可根治溃疡性结肠炎，但术后病人则必须以回肠造瘘度其余生（腹部上开口以排出废渣）。

▲ 另外一种手术方式只切除结肠，保留直肠，避免回肠造瘘。这就是在体内把小肠与肛管括约肌连接起来，这类手术不需要体外回肠造瘘并保留了直肠功能。

常见的手术并发症包括手术切口感染和反复慢性炎症，女性生育能力下降，盆腔败血症，排便次数 5.2 次/24 小时（平均值）。当内科药物治疗无效时，手术治疗可能是一种希望。

★ 食疗

健脾止泻糕

鲜山药 250 克、赤小豆 150 克，芡实米 30 克、白扁豆 20 克、茯苓 20 克、乌梅 4 枚，果料及白糖适量。制法：赤小豆做成豆沙加适量白糖。茯苓、白扁豆、芡实米共研成细末、加少量水蒸熟。鲜山药去皮蒸熟加入上述末粉，拌匀成泥状，在盘中一层鲜山药粉末泥，一层豆沙，6~7 层，上层点缀适量果料，上锅再蒸。乌梅、白糖熬成浓汁，浇在蒸熟的糕上。分食之有健脾止泻之功。

百合粥

芡实、百合各 60 克。上两味药放入米粥内同煮成粥，主治脾虚泄泻。

紫苋菜粥

紫苋菜 100 克，白米 50 克，先用水煮苋菜，取汁去滓，用汁煮米成粥，晨起做早餐服之。紫苋菜清热解毒、利湿、收敛止血，用于溃疡性结肠炎。

🍵 银花红糖茶

银花30克，红糖适量，泡水饮用。银花有抗菌消炎的功效，适用于溃疡性结肠炎。

🍵 石榴皮红糖茶

石榴皮1~2个，红糖适量，泡水饮用。石榴皮其性味酸涩、性温，有收敛消炎的作用。

🍵 马齿苋绿豆汤

绿豆50克、马齿苋50克、粳米50克。将马齿苋、绿豆、粳米同煮成粥。每天2次。对腹痛、便下脓血、赤白黏冻、小便黄短有疗效。

🍵 萝卜姜汁糖茶

姜汁15毫升、蜜糖30克、萝卜汁50毫升、浓红茶一杯。调匀，蒸热。每天2次。温化寒湿、行气导滞；对腹痛、舌淡、脉濡缓、里急后重、下痢白多赤少、纯白黏冻有疗效。

🍵 大麦土豆粥

大麦仁100克、土豆300克，精盐、葱花、植物油适量。土豆去皮、切小丁。大麦仁去杂、洗净。锅上火，放油烧热，放葱花煸香，加水，放入大麦仁煮沸，加土豆丁煮成粥，加盐。每天早、晚分食。对溃疡性结肠炎有疗效。

🍵 炒虾仁

虾仁400克、蘑菇汤50克、青豆50克、香菇200克，葱花、精盐、味精、黄酒、水淀粉、麻油、植物油、番茄酱适量。炒锅上火，油烧到七成热，加素虾仁炸1分钟，控油。锅底留油少许，烧热后加葱花、青豆、香菇丁略炒，加蘑菇汤、精盐、味精、黄酒煮沸，拿水淀粉勾稀芡，加素虾仁炒匀后，浇上麻油，颠翻几下，加番茄酱即可。随餐食用，用量自愿。对溃疡性结肠炎有疗效。

★ 防复发

注意饮食卫生，应进食营养丰富、易消化吸收的饮食。

避免过甜、过咸的食物，忌食辣椒以及冰冻、生冷的食物，戒除烟酒。

对不耐受或可疑不耐受的食物，如花生、海鲜、牛奶等尽量避免食用。

病毒性肝炎

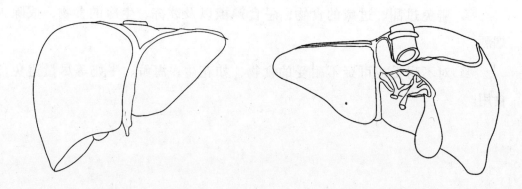

　　病毒性肝炎是由多种肝炎病毒引起的以肝脏病变为主的一种传染病。临床上以食欲减退、恶心、上腹部不适、肝区痛、乏力为主要表现。部分病人可有黄疸、发热和肝大伴有肝功能损害。有些病人可慢性化，甚至发展成肝硬化，少数可发展为肝癌。

自查

★ 分类

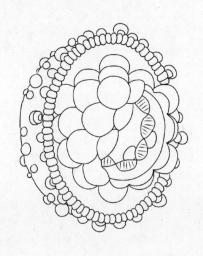

　　病毒性肝炎分为甲型、乙型、丙型、丁型、戊型五种。

　　甲型肝炎和戊型肝炎都是经消化道传播，也就是不洁饮食传播的，主要的临床表现有乏力、恶心、厌油腻、食欲减退，甚至尿黄、身黄、目黄，一般都是急性肝炎，经过 1~3 个月就好了，半年之内可以完全恢复。

乙型、丙型、丁型肝炎主要经过血液传播，可以是急性也可以是慢性，需要长期监测和规范治疗。

甲型肝炎和戊型肝炎没有慢性化或复发的，也就是说得过甲型肝炎好了之后不会再得甲型肝炎了，但是由于各型病毒性肝炎之间没有交叉免疫，还有可能会得其他类型的肝炎如戊型肝炎、乙型肝炎等，所以即便是曾经得过肝炎，还是要讲卫生，以预防其他类型肝炎的发生。

★ 病因

引起病毒性肝炎的原因有很多，最常见的是病毒造成的。

酗酒

酒精能够引起病毒性肝炎。主要是由于酒精（乙醇）及其代谢产物乙醛的毒性对肝细胞直接损害造成的。据研究，如果每天饮入酒精含量达 150 克以上，持续 5 年以上者，有 90% 可发生各种肝损害；10 年以上则有约 34% 发生慢性病毒性肝炎，约有 25% 发展为肝硬化。欧美国家酗酒者较多，酒精性肝硬化占全部肝硬化的 50%~90%，而在我国情况要好一些。

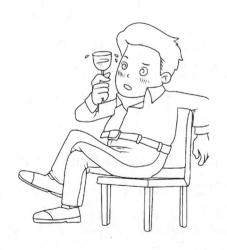

🐸 药物或化学毒物

许多药物和化学毒物都可引起肝脏损伤，发生药物性病毒性肝炎或中毒性病毒性肝炎，如双醋酚汀、甲基多巴、四环素以及砷、汞、四氯化碳等。对肝脏的损害程度取决于药物或化学毒物的服用或接触剂量的时间以及个体素质差异。长期服用或反复接触药物和化学毒物，可导致慢性病毒性肝炎，甚至肝硬化。

🐸 病毒感染

甲型肝炎病毒（HAV）是一种微小核糖核酸（RNA）病毒，其形态为无囊膜的 20 面体呈立体对称的球形颗粒，基因组仅有一个血清型和一个抗原体系统。

乙型肝炎病毒（HBV）是一个 42 纳米有外壳（HBsAg）和核心（HBcAg）组成的 DNA 病毒，HBV 复制时，肝细胞和血清中可出现脱氧核糖核酸酶（HBV-DNA），血清中测出游离型 HBV-DNA 表明传染性强。

丙型肝炎病毒（HCV）可通过血行传播，HCV 是一个有外壳，大小为 30~80 纳米的单股正链 RNA 病毒，在肝细胞内能复制。

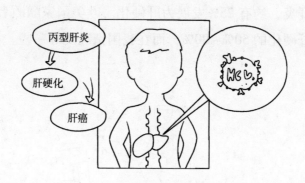

丁型肝炎病毒（HDV）为一种缺陷性 RNA 病毒，直径为 35~37 纳米，HDV 能导致病情加重和感染的慢性化，并可能与原发性肝癌（HCC）的发生有关。

戊型肝炎病毒（HEV）是肠道传播肝炎的新病原体，过去称为肠道传播的非甲非乙型肝炎病毒（ET-NAN-BV），在病人粪便中可发现病毒颗粒，属单股正链的 RNA 病毒。

★ 临床表现

病毒性肝炎按病程和病情演变情况可分为以下类型。

急性肝炎

▲ 急性黄疸性肝炎

起病较急，有畏寒、发热、乏力、厌食、厌油、恶心、呕吐等症状，约1周后尿色深黄，继而巩膜及皮肤出现黄染，肝脾均可肿大，肝区触叩痛明显，经 2~3 周后黄疸逐渐消退，精神、食欲好转，肝肿大逐渐消退，病程1~2 个月。

▲ 急性无黄疸性肝炎

起病较缓，一般症状较轻，大多不发热，整个病程中始终无黄疸出现，其他症状和体征与急性黄疸性肝炎相似，但发病率高，占急性肝炎总人数的70%~90%。

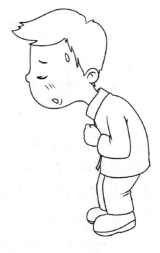

慢性肝炎

▲ 慢性迁延性肝炎

由急性肝炎迁延而致，病程达半年以上而病情未明显好转，仍有食欲减退、胁痛、乏力、肝肿大、肝区痛等。

▲ 慢性活动性肝炎

病程超过 1 年，症状和体征及肝功能检查均有明显异常，主要症状为乏力、纳差、腹胀、肝区痛等，且有肝病面容、肝掌、蜘蛛痣、黄疸、肝质地较硬，脾肿大等体征，治疗后有的病人可恢复或稳定，有的则不断恶化，发展为坏死性肝硬化。

🕐 重症肝炎

▲ 急性重症

骤起高热，来势凶险，黄疸出现后迅速加深，肝脏缩小，伴有明显肝臭，肝功能显著减退，常有出血或出血倾向，腹水，下肢水肿，蛋白尿，管型尿等，并可出现烦躁不安、谵妄、狂躁等精神症状，随后进入肝昏迷状态，抢救不及时可导致死亡。

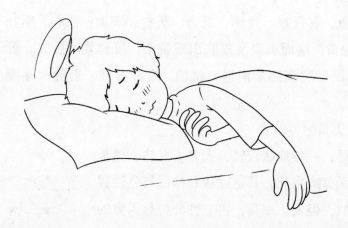

▲ 亚急性重症

发病初期类似肝炎，经 2~3 周后病情不见减轻，反而逐渐加重，常有乏力、厌食、严重的腹胀、尿少、重度黄疸、明显的出血倾向和腹水，晚期可出现中枢神经系统症状，亦可发生昏迷，多于发病后 2~12 周死亡，一部分病人可发展为坏死后肝硬化。

▲ 慢性重型肝炎

在慢性活动性肝炎或肝硬化的病程中病情恶化出现亚急性重型肝炎的临床表现，预后极差。

💧 淤胆型肝炎

亦称毛细胆管型肝炎或胆汁淤积型肝炎。起病及临床表现类似急性黄疸型肝炎，但乏力及食欲减退等症状较轻而黄疸重且持久，有皮肤瘙痒等梗阻性黄疸的表现，肝脏肿大，大便色浅。

★ 诊断方法

💧 血象

白细胞总数正常或稍低，淋巴细胞相对增多，偶有异常淋巴细胞出现。重症肝炎病人的白细胞总数及中性粒细胞均可增多。血小板在部分慢性肝炎病人中可减少。

💧 肝功能试验

肝功能试验种类甚多，应根据具体情况选择进行。

▲ 黄疸指数、胆红素定量试验

黄疸型肝炎上述指标均可升高。尿检查胆红素、尿胆原及尿胆素均增加。

▲ 血清酶测定

常用者有谷丙转氨酶（ALT）及谷草转氨酶（AST），血清转氨酶在肝炎潜伏期、发病初期及隐性感染者均可升高，故有助于早期诊断。当肝细胞广泛坏死时，血清中 ASTm 增高，故在重症肝炎时以 ASTm 增加为主。

▲ 胆固醇、胆固醇酯、胆碱酯酶测定

肝细胞损害时，血内总胆固醇减少，梗阻性黄疸时，胆固醇增加。重症肝炎病人胆固醇、胆固醇酯、胆碱酯酶均可明显下降，提示预后不良。

▲ 血清蛋白质及氨基酸测定

慢性活动性肝炎时蛋白电泳示 γ-球蛋白常>26%，肝硬化时 γ-球蛋白可>30%。但在血吸虫病肝硬化、自身免疫性疾病、骨髓瘤、结节病等 γ-球蛋白百分比均可增高。

▲ 血清Ⅲ型前胶原肽（PⅢP）测定

血清PⅢP值升高，提示肝内可能将有纤维化形成，文献报道其敏感性为31.4%，特异性为75.0%。

自防

★ 预防方法

病毒性肝炎的流行率很大程度取决于该地的环境卫生状况、传播程度、生活经济条件和卫生知识水平。预防措施主要有以下方面。

管理传染源

对急性甲型肝炎病人进行隔离至传染性消失，慢性肝炎及无症状、乙型肝炎病毒、丙型肝炎病毒携带者应禁止献血及从事饮食相关及幼托等工作，对乙型肝炎病毒标志阳性肝病病人，要依其症状、体征和实验室检查结果，分别进行治疗和管理指导。

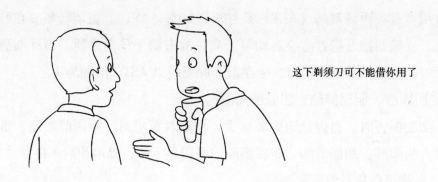

这下剃须刀可不能借你用了

切断传播途径

甲、戊型肝炎重点防止粪-口传播，加强水源保护、食品及个人卫生，加强粪便管理。乙、丙、丁型肝炎重点在于防止通过血液、体液传播，加强献血员筛选，严格掌握输血及血制品应用，如发现或怀疑有伤口或针刺感染乙型肝炎病毒可能，可应用高效价乙肝免疫球蛋白注射器介入性检查治疗，器械应严格消毒，控制母婴传播。

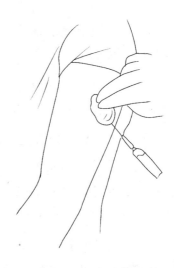

🌀 保护易感人群

人工免疫特别是主动免疫为预防肝炎的根本措施，然而有些肝炎病毒（如丙型肝炎病毒）因基因异质性，迄今尚无可广泛应用的疫苗。甲肝疫苗已开始应用，乙肝疫苗已在我国推广取得较好的效果，对乙肝表面抗原、乙型肝炎 E 抗原阳性孕妇所生婴儿，于出生 24 小时内注射高效价乙肝免疫球蛋白（HBIG），同时接种一次乙肝疫苗，于出生后 1 个月再注射乙肝免疫球蛋白和疫苗。

对病毒性肝炎要尽早发现、早诊断、早隔离、早报告、早治疗及早处理，以防止流行。

自养

★ 治疗方法

🌀 一般治疗

急性肝炎及慢性肝炎活动期，需住院治疗、卧床休息、合理营养，保证热量、蛋白质、维生素供给，严禁饮酒，恢复期应逐渐增加活动。慢性肝炎静止期，可做力所能及的工作，重型肝炎要绝对卧床，尽量减少饮食中蛋白质，保证热量、维生素，可输入血白蛋白或新鲜血浆，维持水电解质平稳。

抗病毒治疗

急性肝炎一般不用抗病毒治疗，仅在急性丙型肝炎时提倡早期应用干扰素防止慢性化，而慢性病毒性肝炎需要抗病毒治疗。①干扰素：重组 DNA 白细胞干扰素（IFN-α）可抑制乙型肝炎病毒的复制。隔天肌注，连续 6 个月，仅有 30%~50% 病人获得较持久的效果。丙型肝炎的首选药物为干扰素，可与利巴韦林联合应用。②拉米夫定：是一种合成的二脱氧胞嘧啶核苷类药物，具有抗乙型肝炎病毒的作用。口服拉米夫定，血清 HBV-DNA 水平可明显下降，服药 12 周 HBV-DNA 转阴率达 90% 以上。长期用药可降低谷丙转氨酶，改善肝脏炎症，但乙型肝炎 E 抗原阴转率仅 16%~18%，治疗 6 个月以上，可发生乙型肝炎病毒的变异，但仍可继续服用本药，副作用轻可继续服用 1~4 年。③泛昔洛韦：是一种鸟苷类药物，它的半衰期长，在细胞内浓度高，可以抑制 HBV-DNA 的复制。本药副作用轻，可与拉米夫定、干扰素等合用提高疗效。④其他抗病毒药物：如阿昔洛韦、阿德福韦、膦甲酸钠等均有一定抑制乙型肝炎病毒效果。

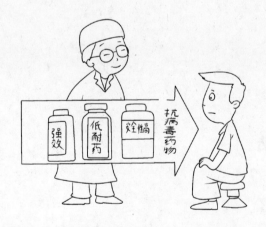

免疫调节剂

常用的有：①胸腺素 α1（日达仙）有双向免疫调节作用，可重建原发、继发性免疫缺陷病人的免疫功能。②胸腺素参与机体的细胞免疫，诱导 T 淋巴细胞的分化成熟，放大 T 细胞对抗原的反应，调节 T 细胞各亚群的平衡。③免疫核糖核酸在体内能诱生干扰素而增强机体免疫功能。

导向治疗

新的免疫治疗（如 DNA 疫苗免疫复合物治疗等）、基因治疗（反义核酸治疗转基因治疗）正在研究中。

护肝药物

护肝药：①促肝细胞生长素：促进肝细胞再生，对肝细胞损伤有保护作用，并能调节机体免疫功能和抗纤维化作用。②水飞蓟宾：有保护和稳定肝细胞膜作用。③甘草酸二铵（甘利欣）：具有较强的抗炎、保护细胞膜及改善肝功能的作用，适用于伴有谷丙转氨酶升高的慢性迁延性肝炎及慢性活动性肝炎。④腺苷蛋氨酸（思美泰）：补充外源性的腺苷蛋氨酸，有促进黄疸消退和肝功能恢复的作用。

中医中药

辨证治疗对改善症状及肝功能有较好疗效，如茵陈、栀子、赤芍、丹参等。

★ 食疗

板蓝根煨红枣

板蓝根 30 克，红枣 20 枚。先将板蓝根洗净，切片后放入纱布袋，扎口，与洗净的红枣同入砂锅，加水浸泡片刻，中火煨煮 30 分钟，取出药袋即成。早晚 2 次分服。本食疗方适用于各型病毒性肝炎。

云芝粉

云芝 1000 克。将干云芝微烘后，研成细末，装入密封防潮的瓶中，备用。每日 2 次，每次 15 克，用蜂蜜水送服。本食疗方对肝脾不调型病毒性肝炎尤为适宜。

🍵 香附陈皮茯苓茶

炒香附 10 克，陈皮 10 克，茯苓 30 克，山楂 20 克，红糖 20 克。将陈皮、茯苓洗净后，晒干或烘干，切碎、研成细末，备用。炒香附、山楂洗净、切成片，放入纱布袋中、扎口，放入砂锅，加水浸泡片刻，先用大火煮沸。调入陈皮、茯苓粉末，搅和均匀，改用小火煨煮 30 分钟，取出药袋，调入红糖，小火煨煮至沸即成。早晚 2 次分服，代茶，频频饮用。本食疗方对肝脾不调型病毒性肝炎尤为适宜。

🍵 枸杞当归煲鹌鹑蛋

枸杞子 30 克，当归 30 克，鹌鹑蛋 10 个。将当归洗净、切片，与拣净的枸杞子、鹌鹑蛋同入砂锅，加水适量，煨煮 30 分钟，取出鹌鹑蛋，去壳后再回入锅中，小火同煨煲 10 分钟即成。早晚 2 次分服，当日吃完。本食疗方对肝阴不足型病毒性肝炎尤为适宜。

🍵 首乌枸杞肝片

制何首乌 20 克，枸杞子 20 克，猪肝 100 克。先将制何首乌、枸杞子洗净，放入砂锅，加水浸泡片刻，浓煎 2 次，每次 40 分钟，合并 2 次煎液，回入砂锅，小火浓缩成 50 毫升，配以水发木耳、嫩青菜、葱花、蒜片，加适量料酒、酱油、姜末、精盐、味精、香醋、水淀粉，将猪肝切片熘炒成首乌枸杞肝片。佐餐当菜，随意服食，当日吃完。本食疗方对肝阴不足型病毒性肝炎尤为适宜。

🍵 鸡骨草瘦猪肉汤

鸡骨草 60 克、瘦猪肉 100 克，葱、味精、花椒、盐、姜皆适量。将鸡骨草、瘦猪肉、花椒、生姜倒入水锅煮沸，再用小火煎汁 300 毫升。每天 3 次，连服几天。清热利湿、舒肝止痛、消炎解毒；对急慢性肝炎、肝硬化腹水、胃痛有疗效。

芹菜萝卜蜜饮

芹菜 150 克、萝卜 100 克、鲜车前草 30 克、蜂蜜适量。把芹菜、萝卜、车前草捣烂取汁，加蜂蜜煮沸。温服，每天 1 次。利水消肿、清肝明目；对黄疸型肝炎有疗效。

五味子红枣饮

五味子 9 克，红枣 10 枚，金橘 30 克，冰糖适量。将配料炖后取汁。每天 1 剂，分 2 次服，连续服 15 天。养血补肝、滋肾强身；对肝气郁结型肝炎、气滞胸腔胀满有疗效。

黄芪灵芝炖猪肉

灵芝 9 克、黄芪 15 克、瘦猪肉 100 克，姜、味精、五香粉、盐、葱皆适量。将配料炖汤，去渣。吃肉喝汤，每天 1 次，连续服 15 天。补气、健脾、除湿；对肝炎、胁痛、呕吐有疗效。

★ 防复发

注意饮食，以易消化的清淡食物为宜。

注意保暖，防止感冒和上呼吸道感染的发生，避免这些诱因引起肝病的复发和加重。

可以利用中药调理来防止复发，如杞菊地黄丸、四物汤等。

脂肪肝

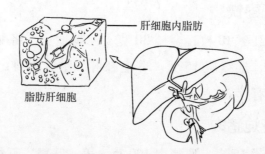

肝细胞内脂肪

脂肪肝细胞

由于疾病或药物等因素导致肝细胞内脂质积聚超过肝湿重的5%，称之为脂肪肝。肝内积聚的脂质依病因不同可以是甘油三酯、脂肪酸、磷脂或胆固醇酯等，其中以甘油三酯为多。由于脂代谢酶的遗传性缺陷而导致脂肪酸、胆固醇或类脂复合物在肝脏等处沉积的脂沉积症不属于脂肪肝的范畴。

自查

★ 病因

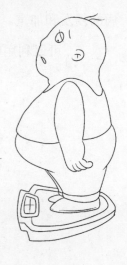

常见引起脂肪肝的原因有酒精、肥胖（腹围/臀围比值增加）、糖尿病，其次为营养失调、药物、毒物、妊娠、遗传等。脂肪肝的病因主要分为8个方面。

脂肪代谢异常，长期进食高脂饮食、高脂血症或机体脂肪组织动员增加，引起游离脂肪酸输入肝脏增多。

激素影响，如雌激素、皮质醇、生长激素、胰高血糖素、胰岛素等。

　　环境因素，饮食、营养状态、食物污染以及肝炎病毒的感染等因素与脂肪肝的发生密切相关。

　　氧化应激和脂质过氧化损伤。

　　游离脂肪酸的作用。

　　肝筛作用改变。

　　遗传因素。

　　免疫因素。

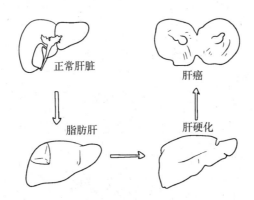

★ 分类

按病理改变程度分类

根据肝组织病理学改变程度进行分类，大致有以下三种情况。

▲ 单纯性脂肪性肝病

肝脏的病变只表现为肝细胞的脂肪变性。根据肝细胞脂肪变性范围将脂肪肝分为弥漫性脂肪肝、局灶性脂肪肝，以及弥漫性脂肪肝伴正常肝岛。

▲ 脂肪性肝炎

是指在肝细胞脂肪变性基础上发生的肝细胞炎症。

▲ 脂肪性肝硬化

脂肪性肝硬化是脂肪肝病情逐渐发展到晚期的结果。

按发病原理分类

▲ 肥胖性脂肪肝

肝内脂肪堆积的程度与体重成正比。30%～50%的肥胖症合并脂肪肝，重度肥胖者脂肪肝病变率高达61%～94%。

▲ 酒精性脂肪肝

长期嗜酒者肝穿刺活检，75%～95%有脂肪浸润。还有人观察，每天饮酒量达80～160克则酒精性脂肪肝的发生率增长5～25倍。

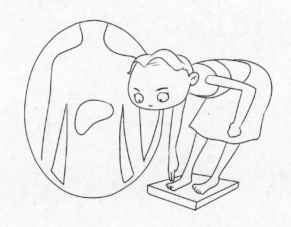

▲ 快速减肥性脂肪肝

禁食、过分节食或其他快速减轻体重的措施可引起脂肪分解短期内大量增加，消耗肝内谷胱甘肽（GSH），使肝内丙二醛和脂质过氧化物大量增加，损伤肝细胞，导致脂肪肝。

▲ 营养不良性脂肪肝

营养不良导致蛋白质缺乏是引起脂肪肝的重要原因，多见于摄食不足或消化障碍，不能合成载脂蛋白，以致甘油三酯积存肝内，形成脂肪肝。

▲ 糖尿病脂肪肝

糖尿病病人中约 50% 可发生脂肪肝，其中以成年病人为多。

▲ 药物性脂肪肝

某些药物或化学毒物通过抑制蛋白质的合成而致脂肪肝，如四环素、肾上腺皮质激素、嘌呤霉素、环己胺、吐根碱以及砷、铅、银、汞等。降脂药也可通过干扰脂蛋白的代谢而形成脂肪肝。

▲ 妊娠脂肪肝

多在第一胎妊娠 34~40 周时发病，病情严重，预后不佳，母婴死亡率分别达 80% 与 70%。

▲ 其他疾病引起的脂肪肝

结核、细菌性肺炎及败血症等感染时也可发生脂肪肝，病毒性肝炎病人若过分限制活动，加上摄入高糖、高热量饮食，肝细胞脂肪易堆积；接受皮质激素治疗后，脂肪肝更容易发生。控制感染后或去除病因后脂肪肝迅速改善，还有胃肠外高营养性脂肪肝、中毒性脂肪肝、遗传性疾病引起的脂肪肝等。

★ 诊断方法

无饮酒史或饮酒折合乙醇量男性每周<140 克，女性每周<70 克。

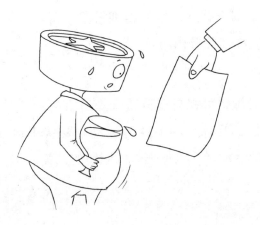

🦠 排除病毒性肝炎、药物性肝病、全胃肠外营养、肝豆状核变性等可导致脂肪肝的特定疾病。

🦠 除原发疾病的临床表现外，有乏力、消化不良、肝区隐痛、肝脾肿大等非特异性症状及体征。

🦠 可有超重或内脏性肥胖、空腹血糖增高、血脂紊乱、高血压等代谢综合征。

🦠 血清转氨酶和谷氨酰转肽酶水平可由轻至中度增高，通常以丙氨酸氨基转移酶升高为主。

🦠 肝脏影像学表现符合弥漫性脂肪肝的影像学诊断标准。

🦠 肝活检组织学改变符合脂肪性肝病的病理学诊断标准。

凡具备上述第 1~5 项和第 6 或第 7 项中任何一项者即可诊断为脂肪肝。

自防

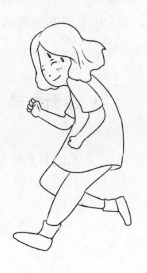

★ 预防方法

🦠 **合理膳食**

每日三餐膳食要调配合理，做到粗细搭配、营养平衡，足量的蛋白质能清除肝内脂肪。

🦠 **适当运动**

每天坚持体育锻炼，可视自己体质选择适宜的运动项目，如慢跑、打乒乓球、羽毛球等运动。要从小运动量开始、循序渐进、逐步达到适当的运动量，以加强体内脂肪的消耗。

慎用药物

任何药物进入体内都要经过肝脏解毒，在选用药物时更要慎重，谨防药物的毒副作用，特别对肝脏有损害的药物绝对不能用，避免进一步加重肝脏的损害。

心情开朗

不暴怒、少气恼，注意劳逸结合等也是相当重要的。

自养

★ 治疗方法

病因治疗

临床研究表明，轻度和中度脂肪肝在祛除病因和控制原发病后，肝组织学改变即可获得改善，甚至完全恢复正常。因此治疗上应首先尽力寻找和明确病因，积极治疗原发病。具体措施如下。

▲ 对酒精引起的脂肪肝，应严禁饮酒，补充适当热量、蛋白质及多种维

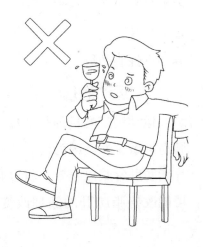

生素，脂肪量不超过总热量的 20%。

▲ 对过度营养、肥胖造成的脂肪肝，以调整饮食为主，限制总热量，低糖、高蛋白饮食。不必严格限制脂肪，同时配合运动，消耗多余的热量。

▲ 对于营养不良的脂肪肝，在充分补充热量的同时给予高蛋白饮食，去除消化吸收不良的因素。

▲ 由药物引起的脂肪肝应避免和去除有害药物和毒物，补充水、电解质。

▲ 糖尿病性脂肪肝的治疗主要纠正其代谢紊乱，补充所需的胰岛素、糖及电解质。

▲ 急性妊娠期脂肪肝病人病情危急，一经确诊立即终止妊娠或行剖宫产，纠正低血糖及水、电解质、酸碱平衡紊乱，同时适当使用抗生素、皮质激素等。

另外，还应积极治疗一些容易被忽视的原发病，如甲状腺功能低下或亢进、重度贫血、高血压、高胆固醇血症、冠心病、脑动脉粥样硬化和心肺功能不全导致的慢性缺氧等。

饮食治疗

饮食治疗应长期贯彻于生活过程当中，其治疗效果是逐渐显现的，不能急于求成。过度节制饮食和绝对拒食脂肪、水果和肉类等对于机体有很大的危害且容易反弹。每月体重下降超过 5 千克时反而有可能加重病情和诱发营养不良性脂肪肝。

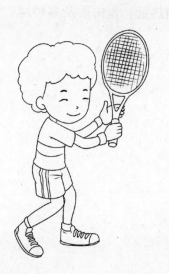

运动治疗

运动治疗的目的是消耗热量、调整血脂、增加胰岛素敏感性。因为仅靠节制饮食来降低体重和治疗脂肪肝常难以奏效，所以必须结合运动疗法才有可能改善脂肪肝的病理改变并保证旺盛的精力和体力。

🐟 药物治疗

脂肪肝的病因和发病机制较为复杂，迄今尚无特效治疗药物。应该强调药物治疗在脂肪肝的治疗中仅是起辅助作用。对于部分程度较重和存在肝功能损害的脂肪性肝炎，可根据病因、分期、分型选择 2~3 种药物联合应用。

▲ 降脂药物

使用降脂药物的主要目的是促进肝脏脂质代谢和加速肝内脂肪转运。但大多数降脂药物对肝内脂肪的消除作用有限，许多降脂药可以导致肝细胞损伤。一般认为不伴有高脂血症的脂肪肝无需应用降血脂药物治疗，而对有显著高脂血症的脂肪肝可在综合治疗的基础上慎重选用降血脂药物。

▲ 护肝去脂药

（1）不饱和脂肪酸及磷脂类　该类药物是生物膜和肝脏合成极低密度脂蛋白的重要组分，对机体的脂肪吸收、转运和多价不饱和脂肪酸的储存起着重要作用。

（2）S-腺苷蛋氨酸（SAMe）　S-腺苷蛋氨酸是存在于人体所有组织和体液中的一种生理活性分子，主要用于治疗胆汁淤积性肝病。

▲ 护肝降酶药

近年来发现有 30% 以上的脂肪肝病人血清转氨酶水平可增高至正常上限的 2~3 倍，谷氨酰转肽酶的水平明显高于正常。因此，有必要对有肝功能异常的病人给予护肝降酶药物治疗。

▲ 中医中药

许多中草药具有降血脂的作用，如何首乌、丹参、泽泻、川芎、决明子、山楂等。一些中药方剂，如小柴胡汤、四逆散、六

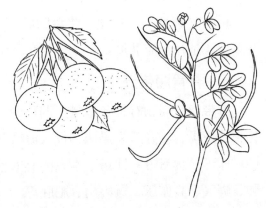

味地黄丸对治疗脂肪肝和高脂血症均有一定的疗效。

心理与行为治疗

心理治疗的内容主要包括帮助病人正确认知病情，消除恐惧，增强治疗信心。对于营养过剩性脂肪肝病人可采取此专业性的心理调整来建立良好的饮食习惯。

行为治疗更适合肥胖性和酒精性脂肪肝，因为这些病人往往具有多种不良行为，如多坐少动、摄食过量过快和夜食等。治疗的基本内容包括：①活动的分析与评价；②消除助长过度饮食的先行因素；③过度饮食的活动形式及其纠正；④对纠正掌握饮食的活动及促进因素的强化；⑤对酒精和药物依赖的戒除和防止治疗过程出现的戒酒综合征；⑥鼓励运动和建立良好的家庭和社会环境。

★ 食疗

金钱草砂仁鱼

金钱草、车前草各 60 克，砂仁 10 克，鲤鱼 1 尾，盐、姜各适量。将鲤鱼去鳞、鳃及内脏，同其他 3 味药加水同煮，鱼熟后加盐、姜调味。本方有清热祛湿、利尿排石、消炎止痛的功效。

鱼脑粉

鱼脑（或鱼子）适量。将鱼脑或鱼子焙黄研细末。温开水冲服，每次服 3~5 克。适用于脂肪肝。

脊骨海带汤

海带丝、动物脊骨各适量，调料少许。将海带丝洗净，先蒸一下；将动物脊骨炖汤，汤开后去浮沫，投入海带丝炖烂，加盐、醋、味精、胡椒粉等调料即可。食海带，饮汤。本方能有效治疗脂肪肝，也可用于饮食不下、水肿、脚气、高血压、冠心病、肥胖等。

玉米须冬葵子赤豆汤

玉米须 60 克，冬葵子 15 克，赤小豆 100 克，白糖适量。将玉米须、冬葵子煎水取汁，入赤小豆煮成汤，加白糖调味。分 2 次饮服，吃豆，饮汤。本方具有利胆除湿、利水消肿的功效，适用于水湿停滞型脂肪肝。

芹菜黄豆汤

鲜芹菜 100 克，洗净切成片，黄豆 20 克（先用水泡胀），锅内加水适量、黄豆与芹菜同煮熟，吃豆吃菜喝汤，1 日 1 次，连服 3 个月，效果颇佳。芹菜有清肝明目、祛风除湿等功效。黄豆有宽中下气、消肿利水等功效。本方适用于脂肪肝。

佛手香橼汤

佛手、香橼各 6 克，白糖适量。佛手、香橼加水煎，去渣取汁加白糖调匀，每日 2 次。此方可疏肝解郁、理气化痰。适用于肝郁气滞型脂肪肝。

白术枣

白术、车前草、郁金各 12 克，大枣 120 克。将白术、车前草、郁金用纱布包好，加水与枣共煮，尽可能使枣吸干药液，去渣食枣。白术有很好地保护肝细胞的功效，对各型肝炎中的丙氨酸氨基转移酶增高有较好的促降作用。

黄芝泽香饮

黄精、灵芝各 15 克，陈皮、香附子各 10 克，泽泻 6 克。将以上各味药加水煎煮，取汁。分 2~3 次饮服。本方不仅对治疗脂肪肝有较好功效，还可用于阴虚肺燥、消渴多饮、脾胃虚弱、脾阴不足等症。

当归郁金楂橘饮

当归、郁金各 12 克，山楂、橘饼各 25 克。将上述 4 味药同加水煎煮取汁。分 2~3 次饮服。本方有效改善胁肋胀满疼痛、脘闷少食或恶心呕吐等症，适用于气滞血瘀型脂肪肝。

🌿 红花山楂橘皮饮

红花 10 克，山楂 50 克，橘皮 12 克。将上述 3 味药加水煎煮取汁。分 2~3 次服。本方对调节血脂有很好的效果，适用于脂肪肝。

🌿 黄芪郁金灵芝饮

黄芪 30 克，灵芝、茯苓各 15 克，郁金 10 克，茶叶 6 克。将上述 4 味药加水煎取汁，煮沸后浸泡茶叶。灵芝具有明显的保肝作用，因而可作为保肝药和免疫调节药用于脂肪肝的治疗。

🌿 丹参山楂蜜饮

丹参、山楂各 15 克，檀香 9 克，炙甘草 3 克，蜂蜜 30 毫升。四味药加水煎，去渣取汁加蜂蜜，再煎沸，每日 2 次。此方可活血化瘀、疏肝健脾。适用于瘀血阻络型脂肪肝。

🌿 丹参陈皮膏

丹参 100 克，陈皮 30 克，蜂蜜 100 毫升。丹参、陈皮加水煎，去渣取浓汁，加蜂蜜收膏。每次 20 毫升，每日 2 次。此方可活血化瘀、行气祛痰。适用于气滞血瘀型脂肪肝。

★ 防复发

🌿 禁酒

虽然有些脂肪肝与喝酒无关，一旦诊断出脂肪肝，病人应该绝对禁酒，道理很简单：一个受伤的肝脏没法处理酒精，喝酒只会加速肝脏恶化进程。

🌿 减肥

由于脂肪肝是一种消化系统疾病，因此饮食控制至关重要。减肥是消除它的核心任务，肝脏内的脂肪会随着身体的脂肪一起减少。同时也要积极适度锻炼，经常进行户外活动。

尽量避免各种药物和化学物质

受伤的肝脏功能减弱，此时再吃大量药物（包括某些维生素、草药），或者吸入环境中的油漆和氯化物等化学物质，都会使肝脏的受损状况雪上加霜。然而，专家表示，一旦脂肪肝引起肝功能异常，或者转氨酶升高，就应当在医生指导下服用降脂药、降酶药物和鱼油类保健品，但绝不能擅自加大药量。

少吃肥肉和油炸食品

由于脂肪肝的排除毒素、净化血液和排除废物功能大减，因此应尽量少摄入脂肪，少吃肥肉和油炸食品，给肝脏一定的休息调整时间。

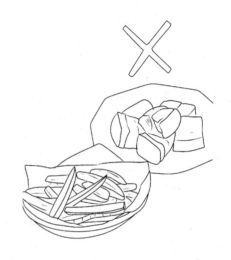

多吃有机食物

有机食物中所含的杀虫剂更少，因而可减轻肝脏负担。另外，吃散养家禽等肉食也有助于脂肪肝的康复。建议每天食用新鲜绿叶蔬菜500克。

补充重要氨基酸

N-乙酰半胱氨酸等氨基酸可以保护肝脏功能，预防肝部炎症，进而有助于改善脂肪肝病情。鸡肉在烹饪过程中能释放出半胱氨酸。

多摄入蛋白质

补充蛋白质有助于改善肝功能，但应注意红肉每周只能吃1次，鸡蛋黄每天别超过2个，常吃少油的豆制品，多吃鸡肉。蛋白质的最佳来源是三文鱼等肥鱼和虾。

急性胆囊炎

急性胆囊炎的起病是由于肿瘤、结石等阻塞胆囊管，造成胆囊内胆汁滞留，继发细菌感染而引起急性炎症。急性胆囊炎是常见多发病，女性比男性多 2~3 倍，尤多见于中年、肥胖者，经治疗多于 12~24 小时后症状改善，3~7 日症状消退。约 95% 的病人合并有胆囊结石，称为结石性胆囊炎；5%的病人未合并胆囊结石，称为非结石性胆囊炎。

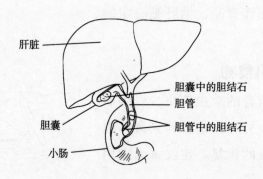

肝脏

胆囊中的胆结石

胆管

胆囊

胆管中的胆结石

小肠

自查

★ 病因

🌰 化学性刺激

▲ 胆囊管梗阻

由于结石阻塞了胆囊颈部和胆囊管，使胆囊内胆汁排出受阻，胆囊膨胀，胆汁浓缩，高浓度的胆汁可刺激损伤胆囊黏膜，引起胆囊的急性化学性炎症。胆囊缺血损伤的同时，囊壁抵抗下降，易招致细菌感染，使胆囊的病理过程加重。

▲ 胰液反流

胰液反流入胆管后，胰液消化酶原被胆汁激活，可侵蚀胆囊壁产生化学性炎症。

▲ 其他

如创伤、出血、麻醉、感染等因素，均可使胆汁黏稠度增加，胆囊排空延迟，导致胆汁淤滞。

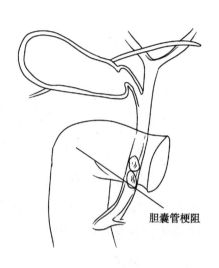

胆囊管梗阻

细菌感染

细菌感染常继发于胆管的阻塞或引流不畅，细菌可通过血源性、淋巴性、胆管的上升感染进入胆囊，其中以后者为最主要的感染途径。急性胆囊炎时细菌多为 G⁻ 杆菌，以大肠杆菌最为常见，其次为产气杆菌、变形杆菌、铜绿假单胞菌和类链球菌。近年来由于厌氧培养技术的普及，在感染胆汁中厌氧菌的检出率为 3%~33%。

★ 分类

按是否合并结石分类

▲ 急性结石性胆囊炎，胆囊炎病人中 90%~95% 合并有胆囊结石。

▲ 急性非结石性胆囊炎。

急性胆囊炎的病理改变轻重不一，按病理改变可分为

▲ 急性单纯性胆囊炎。

▲ 急性化脓性胆囊炎。

▲ 坏疽性胆囊炎。

★ 临床表现

腹痛

腹痛是本病的主要症状。发病早期腹痛可发生于中上腹部、右上腹部，以后转移至右肋缘下的胆囊区，常于饱餐或高脂饮食后突然发作，或发生于夜间，是因夜间仰卧时胆囊内结石易于滑入胆囊管形成嵌顿之故。

恶心、呕吐

大约半数病人有恶心，1/3以上病例有呕吐。实验证明，单纯胆囊扩张并不引起呕吐，而胆总管扩张者常有呕吐；若症状较严重，应考虑胆囊管或胆总管结石存在的可能。

发热

常轻度发热，体温升高至38℃左右，当病变发展到化脓性或坏疽性胆囊炎时，坏疽胆囊常发生穿孔，穿孔多发生在胆囊底部及颈部，临床一旦出现高热、寒战、腹痛呈持续性剧痛且无间歇性缓解期，常预示胆囊坏疽、穿孔。

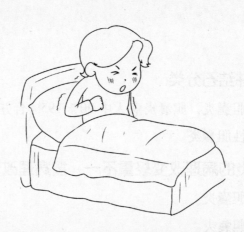

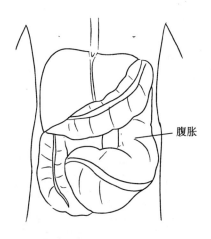

腹胀

黄疸

20%～25%病人出现黄疸，但多为轻度或隐性黄疸，黄疸系因伴胆总管结石、炎症，引致肝细胞损害所致。

腹胀

少数病人有腹部胀气，严重者还可出现肠麻痹。

★ 诊断方法

白细胞总数及中性粒细胞

约80%病人白细胞计数增高，在（10～15）×10^9/升。其升高的程度和病变严重程度及有无并发症有关。若白细胞总数在20×10^9/升以上，应考虑有胆囊坏死或穿孔存在。

血清总胆红素

临床上约10%病人有黄疸，但血清总胆红素增高者约25%。单纯急性胆囊炎病人血清总胆红素一般不超过34微摩尔/升，若超过85.5微摩尔/升应考虑有胆总管结石并存；当合并有急性胰腺炎时，血、尿淀粉酶含量亦增高。

血清转氨酶

40%左右的病人血清转氨酶不正常，但多数在 400 单位以下，很少高达急性肝炎时所增高的水平。

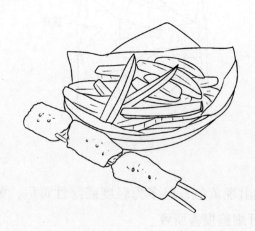

自防

★ 预防方法

注意饮食，食物以清淡为宜，少食油腻和炸烤食物。

保持大便畅通。

要改变静坐的生活方式，多运动。

要养性，长期家庭不和睦，心情不畅的人可引发或加重此病，要做到心胸宽阔，心情舒畅。

自养

★ 治疗方法

非手术治疗

急性胆囊炎病人一般需住院治疗，接受静脉输液和补充电解质，并禁食、禁水。医生可通过病人鼻腔放置橡皮管到胃，接上吸引以保持胃的排空，减少胃内容物对胆囊的刺激。通常只要怀疑有胆囊炎，就应及早使用抗生素。

▲ 解痉止痛对症治疗

有阵发腹痛者，给予33%硫酸镁溶液口服或由胃管内注入，山莨菪碱或硫酸阿托品肌注。

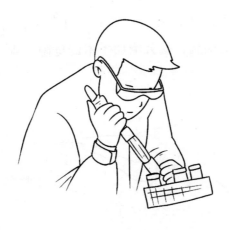

▲ 抗感染治疗

一般可用第一、二代头孢菌素、第三代喹诺酮类抗生素及抗厌氧菌的药物，均应静脉给药。当肝功能受损和有黄疸时，抗生素的疗效会降低，因此必要时并用胆道减压引流的方法。

▲ 利胆治疗

对无梗阻或轻度黄疸的非化脓性胆道感染有一定疗效。常用铁制剂轻泻药或应用消炎利胆片、熊去氧胆酸、胆石通、大黄片等以便促进胆汁分泌，稀释胆汁，解除淤胆，起到自身引流的作用。

▲ 中药治疗

（1）肝胆气滞　方药有大柴胡汤加减，柴胡 20 克，白芍、黄芩、木香各 15 克，川楝子、半夏各 12 克，大黄 10 克，生姜 5 片，大枣 5 枚。

（2）肝胆湿热　龙胆泻肝汤加减，龙胆、泽泻、车前子、黄芩、黄柏、芒硝各 10 克，柴胡、木通、栀子各 15 克，茵陈 30 克，蒲公英 20 克，大黄 15 克。

（3）热毒炽盛　复方大承气汤合龙胆泻肝汤加减，龙胆、枳实、厚朴各 10 克，栀子、黄芩、柴胡各 15 克，连翘、蒲公英、板蓝根各 30 克，大黄 15 克，芒硝 20 克。

手术治疗

如果诊断肯定，病人又无手术禁忌证，通常在病后 1~2 天手术切除胆囊，但如果病人有其他疾病，就会增加手术的危险，则手术可延迟到其他疾病得到处理后。

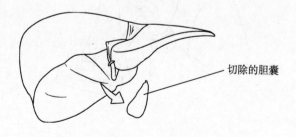

切除的胆囊

▲ 胆囊切除术

（1）自胆囊颈开始的切除法（顺行）。

（2）自胆囊底部开始的切除法（逆行）。

（3）胆囊半切除术。

若手术时发现：a. 胆囊的位置过深、粘连很多，致从胆囊窝中剥离胆囊非常困难或出血过多者；b. 胆囊壁已有坏死，不耐受切除者；c. 病人的情况在手术过程中突然恶化，需要尽快结束手术者，可以选择做胆囊部分切除术。

（4）胆囊部分切除术。

成功的关键在于：a. 在手术时胆囊颈必须予以结扎，否则有形成胆瘘的危险；b. 胆囊后壁的黏膜必须刮除干净，或用碳酸或电烧灼予以烧毁，否则窦道也可能长期不愈。

▲ 胆囊造瘘术

胆囊造瘘术适用于：①病程已久，保守疗法无效，不得已须做手术治疗而又不能耐受长时间手术者；②术中发现胆囊已有蓄脓或穿孔，胆囊周围的炎症也很严重，不能做胆囊切除者；③术中发现胆总管内有大量结石和严重感染，而病人又病情严重，不易或不耐受暴露胆总管做探查者。

▲ 腹腔镜胆囊切除术

腹腔镜胆囊切除术已成为常规胆囊切除术的最佳选择。即使对于有较多肝胆外科专科经验的医生，急诊腹腔镜技术应用在急性胆囊炎中仍然具有较大风险与挑战性，应慎重选择。

★ 食疗

金芦饮

即用金钱草 30 克，鲜芦根 100 克（干者 50 克），赤豆 30 克，绿豆 30 克。先将金钱草、芦根加水适量煮 30 分钟后，去渣取汁，入赤豆、绿豆煮熟，1 日分数次饮汤吃豆。本方有利胆疏肝的作用，适用于急性胆囊炎。

乌梅内金调蜂蜜

配方：鸡内金 100 克，乌梅肉 30 克，蜂蜜 25 克。

制法：鸡内金、乌梅肉共研细，以蜂蜜调匀即可服用。本方能缓中止痛，可有效缓解急性胆囊炎引起的腹痛。

双花连翘汤

金银花 60 克，连翘 15 克，薏苡仁 30 克。金银花、连翘水煎后去渣取汁，与薏苡仁共煮成粥，调入白糖适量食用。连翘性味苦辛寒，金银花清热解毒力强，且能疏风透表。本方有较强的杀菌消炎的作用，适用于急性胆囊炎。

荠菜汤：荠菜、蜜枣各 50 克。荠菜洗净切碎，蜜枣去核，加水煎煮，至菜、枣如泥时停火。调味后食用。本方有滋阴润燥、清肝明目的功效，适用于急性胆囊炎。

金钱草饮

金钱草 15~60 克（鲜品 150~300 克）。金钱草水煎代茶饮。鲜品则捣汁服。金钱草有清热解毒、散瘀消肿之功效，可用于急性胆囊炎的辅助治疗。

陈皮山楂饮

陈皮、山楂肉、鸡内金各 10 克，乌梅肉 6 克，蜂蜜少许。陈皮、鸡内金研细粉，山楂肉、乌梅肉捣烂如泥。四味与蜂蜜共调均匀。开水冲服。本方有行气消食的功效，可适用于急慢性胆囊炎。

苦瓜汤

鲜苦瓜 1 个。苦瓜洗净，剖开去瓤，切碎水煎至烂熟。调味食用。本方有清热祛暑、养血益气、补肾健脾、明目解毒之功效，对治疗急慢性胆囊炎有一定的功效。

桃仁薏米粥

桃仁 10 克，薏苡仁 50 克，冬瓜子 15 克，鱼腥草 15 克。桃仁、冬瓜子、鱼腥草共煎去渣取汁，加水与薏苡仁煮成稀粥。加白糖适量食用。桃仁入心、肝、大肠经，本方主治破血行瘀、热病蓄血、瘀血肿痛等症。

茵陈赤豆粥

茵陈 20 克，赤小豆 30 克，薏苡仁 10 克。茵陈水煎去渣取药液备用。赤小豆加水煮烂。加入薏苡仁及茵陈药液，至薏苡仁烂熟即成。食用时可加入白糖少许。

扁豆饮

白扁豆 10 克，全瓜蒌 30 克，白芍 10 克，绿豆 20 克。上 4 味水煎取汁。直接饮用，亦可加入少量白糖。每日 1 剂，可常服用。

金钱草玉米茶

金钱草 40 克，玉米须 30 克。一起水煎取汁。代茶饮用。

金钱败酱陈皮茶

金钱草 30 克，败酱草 30 克，陈皮 15 克。上三味水煎至 500 毫升去渣。加白糖适量代茶饮用。

清热利胆茶

玉米须、蒲公英、茵陈各 30 克。共加水 1000 毫升，煎煮 30 分钟后去渣，加白糖适量。每日 3 次温服，每次 250 毫升，适用于急性黄疸型肝炎。

茵陈粥

绵茵陈 30~60 克，粳米 100 克。先水煎茵陈取药液，再与粳米共煮为粥，加入白糖适量。可常服。

滑石粥

滑石 30 克，瞿麦 10 克，粳米 100 克。先用纱布包扎滑石，与瞿麦同入砂锅，加水煎取药液，再与粳米共煮为粥。4 日为 1 疗程。恐本法堕胎，故孕妇禁用。

炒苦瓜

苦瓜 150 克，生姜适量。两味用菜油炒熟，调入食盐适量。佐餐食之。

芹菜汁

鲜芹菜适量。芹菜洗净后水煎服，或绞汁服。适量饮服。

鳖甲枣粥

鳖甲30克，丹参12克，生姜6片，大枣、赤豆、大米适量。前3味水煎30分钟后去渣，加入大枣、赤豆、大米煮粥。粥成后可调入白糖少许食用。可连续服用数周。

山楂粥

山楂30~40克（鲜山楂可用60克），橘皮5克，粳米100克，白糖8克。先用山楂、橘皮煎药液，去渣，再纳入粳米、白糖，并加水共煮为粥。此膳不宜空腹服用，最好先进主食，而后服之。

桃仁粥

桃仁12克，粳米50克，先将桃仁捣烂如泥，加水研汁去渣，与粳米共煮为稀粥。可加白糖食用。3~5日为1疗程。孕妇和便稀者不宜服用。

素菠菜

鲜菠菜250克，鸡内金10克。鲜菠菜放进开水中略烫几分钟后捞出，鸡内金研粉，加香油、味精、食盐拌匀。佐餐食用。

山楂荷叶饮

山楂30克，荷叶12克。2味加水3碗，煎至1碗，去渣取汁。

公英酱草薏米粥

鲜蒲公英60克，败酱草、金钱草、赤小豆各30克，薏苡仁50克。先将药加水煎取汁，再入赤小豆、薏米煮粥服食。每日1剂，分3次服。适用于急性胆囊炎的辅助治疗。

茵陈薏米粥

茵陈30克，薏苡仁60克。先煎茵陈去渣取汁，入薏苡仁煮粥服。每日1剂，连服数剂。适用于急性胆囊炎的辅助治疗。

🌱 马兰蒲公英粥

鲜马兰、鲜蒲公英各 25 克，粳米 100 克。加水先煮粳米至将熟，择取马兰、蒲公英嫩者放入同煮熟。作 1~2 次吃。

🌱 栀子粥

栀子 6 克，粳米 50 克。将栀子碾成细末备用。粳米淘洗后放入砂锅中，加水煮成粥，将栀子末拌入继续煮 10 分钟即成。功效清热泻火，利胆。主治胆囊炎、黄疸性肝炎。

★ 防复发

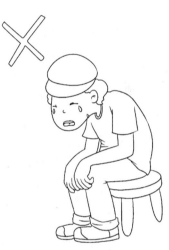

🌱 用药

遵医嘱服药，积极治疗，以免延误病情。

🌱 饮食

宜温软、清淡、易消化；忌烟、酒、肥甘之品。

🌱 情志

排解不良情绪，注意保持心情舒畅，避免抑郁、易怒等不良刺激。

🌱 运动

适当进行体育运动，以不感劳累为宜，活动中不要用力过猛，避免碰撞伤及胁肋。

🌱 生活起居

养成健康的生活方式和行为。起居有常，保持大便通畅，避免过劳。

🌱 定期复诊

遵医嘱定时复诊，若胁痛加剧伴恶心、呕吐症状应及时就医。